JN000430

保健医療専門職のための

Health Communication

ヘルス
コミュニケーション学
入門

石川ひろの 著

大修館書店

まえがき

　近年，多くの保健医療専門職の教育において，コミュニケーション能力が重要なコンピテンシーの1つとして掲げられている。健康や医療に関する情報が氾濫する中で，患者や市民に，健康や医療に関する情報を効果的に伝え，意思決定を共有し，より健康につながる選択や行動を促していくことは，保健医療専門職の重要な役割である。価値観が多様化する時代だからこそ，伝える相手である個人，集団，社会の思いや考え，期待を理解し，共有していくことがそのための前提となる。

　「ヘルスコミュニケーション」という言葉は，日本ではどちらかというと，主に公衆衛生領域における集団を対象としたコミュニケーション，健康教育やヘルスプロモーションを指して使われることが多かった。病気の治療よりは予防や健康の増進，1対1の対面でのコミュニケーションよりは職場・学校・地域など集団に向けた働きかけを対象とするイメージである。一方，医療機関における患者と医療者あるいは医療者間の対面でのコミュニケーションは，「医療コミュニケーション」と呼ばれてきた。

　本書では，ヘルスコミュニケーション学をその双方を含むものとして扱う。診察室でのコミュニケーションも，患者・市民向けのパンフレットや説明書，マスメディアによる報道や健康医療番組，インターネット上の情報，SNSを使ったヘルスキャンペーンなど，その外側で行われている多くのヘルスコミュニケーションと，もはや無関係ではいられなくなっているからである。これからの保健医療専門職にとって必要なコミュニケーションスキルは，診察室での対面のコミュニケーションに関するものだけにとどまらない。さまざまな形のヘルスコミュニケーションの特徴とそれらのもつ影響について正しく理解し，文脈に合わせて活用できる力が求められている。

　これまで保健医療におけるコミュニケーションに関する書籍は，ヘルスコミュニケーションのいずれかの分野に焦点を絞ったものが多く，さまざまな形で行われている健康や医療に関するコミュニケーションについて，学術的な理論や概念を系統的に学べる書籍は和書にはなかった。ヘルスコミュニケーション学の入門書的なテキストとして，英語ではいくつかの書籍が出版されているが，ヘルスコミュニケーションはそれが行われる国の保健医療制度，教育，社会文化などによる影響が大きく，単純な翻訳は難しい。本書は，先行書籍の構成を参考にしつつ，日本の実情に合わせた内容の構成と実例を含めて作成した。

　また，ヘルスコミュニケーション学を初めて学ぶ人が，分野の全体を見渡せるようにするため，各章の内容はかなり絞ったものになっている。本来，それぞれの章，場合によっては1つの節で，専門書が1冊書けるほどの内容をもっているトピックもある。

既存のヘルスコミュニケーションの書籍では，各章をそれぞれの領域の専門家が分担する形で執筆されていることも多い。本書では，教科書としての一貫性，網羅性を優先し，基礎的な理論や概念を「浅く広く」紹介することを主眼としたが，さらに学びたい人のための手がかりとして，各領域の専門家が書いている参考書籍を各章に挙げさせていただいた。関心をもった内容については，さらにそちらを読み進めていただきたい。

　本書の作成には，これまで教育に携わらせていただいた滋賀医科大学，東京大学，帝京大学での行動科学，医療コミュニケーション学，ヘルスコミュニケーション学，医療面接に関する講義を通した経験，またそれらの講義を一緒に担当させていただいた多くの先生方からの学びが基盤になっている。これまでのご指導ご支援に，改めて感謝申し上げたい。とりわけ，東京大学大学院医学系研究科公共健康医学専攻において開講されている「医療コミュニケーション学講義」の構成は本書の土台となっている。講義を構想された医療コミュニケーション学分野の木内貴弘教授，そこでの担当講義から今回コラムという形で各ご専門領域での実践的で新しいトピックについて原稿をいただいた市川衛，奥原剛，加藤美生，高山智子，原木万紀子，山口育子の各氏に心より感謝申し上げる。

目次

第1章　ヘルスコミュニケーションとは　1

第4章　情報提供のためのコミュニケーション　41

第5章　行動変容を促すコミュニケーション　55

第6章　多職種連携のコミュニケーション　67

第7章　健康教育とヘルスキャンペーン　79

第8章　リスクコミュニケーション　93

第9章　マスメディアによるコミュニケーション　103

第1章

ヘルスコミュニケーションとは

「コミュニケーションが大事」「コミュニケーションをとる」など，コミュニケーションという言葉は，私たちの日常生活のさまざまな場面で，当たり前のように使われている。一方，「ヘルスコミュニケーション」という言葉はどうだろうか。ヘルス（Health：健康）とコミュニケーション（Communication）からなるこの言葉が，日本で使われるようになってからまだそれほど長くない。しかし，ヘルスコミュニケーションが意味するものは，必ずしも目新しいことばかりではなく，私たちの社会の中に昔から存在していたものでもある。本章では，ヘルスコミュニケーションという概念が生まれ，注目されてきた背景と意義を考えてみよう。

📖 **本章で学ぶこと**

・健康・医療をとりまく社会の変化を知る。
・コミュニケーションの基本的な仕組みと理論を理解する。
・ヘルスコミュニケーションとは何かを理解する。
・ヘルスコミュニケーションが注目されてきた背景と意義を考える。

💡 **本章のキーワード**

生物心理社会的モデル，コミュニケーション，記号化・解読，チャネル，言語的・非言語的コミュニケーション，ノイズ，コンテクスト

1. ヘルスコミュニケーションの背景

1.1. 健康とは

　まず，ヘルスコミュニケーションという言葉の一部である，ヘルス（健康）の方から見てみよう。世界保健機関（World Health Organization：WHO）は，「健康とは，単に疾病や虚弱な状態でないばかりでなく，身体的・精神的ならびに社会的に完全に良好（well-being）な状態にあることをいう」としている。これは，1948年に発表されたWHO憲章の中でうたわれ，その後，変わることなく広く引用されて続けてきた。

　この定義は，やや理想的すぎるという批判もあるものの，健康とは，単に病気の反対ではなく，「疾病や障害がないこと」というような疾病の残余概念でもないのだということに気づかせてくれる。ここでは，健康とは，それ以上のものであり，生きていく上でのさまざまな側面の間で調和と均衡のとれた状態，私たちが追求する理想像として示されている。このような健康の考え方は，疾病がない人の健康をより理想的な状態に近づけ，より健康にしようとするような「積極的健康」（positive health）を目指す近年の流れにもつながってきた。

　また，身体的・生物学的側面だけでなく，精神的，社会的側面も合わせて考えるという，健康のよりトータルな見方を示しているという意味でも画期的である。健康には，身体の器質的，機能的な状態だけでなく，内なる感覚や思いなどの精神・心理的な状態，他者との関係や社会との関わりなどの社会的な状態が含まれているということである。このように健康を捉えたとき，コミュニケーションがその本質に深く関わってくることは想像に難くない。

1.2. 健康と医療をとりまく社会の変化

　では，健康を扱う医学，医療の側はどのように変化してきたのだろうか。2010年に創刊された「日本ヘルスコミュニケーション学会雑誌」の中で，木内らは次のように述べている[1]。

　　近代医学は，19世紀に細胞レベルの生物学を基礎として始まり，現代では分子生物学に発展して医学研究を支えています。20世紀には，統計学的・疫学的手法を用いて，ヒトを対象とした治療法・診断法等の厳密な評価とこれに基づく医療が確立しました（EBM = Evidence-Based Medicine）。21世紀には，ヘルスコミュニケーション学を医療・公衆衛生学のための3本目の柱として確立していくことが重要な課題であると考えています。

　これは，健康や病気の身体的，生物学的側面にのみ着目する**生物医学モデル**から，精神的，社会的側面も合わせて着目していく**生物心理社会的モデル**への変化とも対応する。

1.2.1.生物医学モデル

生物医学モデル（Biomedical model）の背景には，疾患の原因はある特定の原因に還元できるという考え方がある。疾患や不健康な状態は，物理化学的なメカニズムで確認，説明することができ，その原因を見つけて排除したり，メカニズムの異常を正常化したりすれば疾患も治癒するという考えである。つまり，患者は壊れた機械のようなものであり，病気を治すことは，その故障を修理するようなものということになる。したがって，ここでの医療者は，修理工や整備士のようなものであり，問題に関する情報を集め，その原因を突き止め，治そうとするというのが主な役割となる。そのために，その症状や問題が「いつから始まったか」「痛むのはどこか」「吐き気はあるか」「だんだんひどくなっているのか，変わらないのか」などの質問をする。このモデルに基づくコミュニケーションは，医療者によるこのような具体的で焦点が絞られた質問と患者からの短い答えからなることが多い[2]。会話の主導権は主に医療者側にあり，話題は病気の生物医学的な側面に限定される。

この生物医学モデルは，非常に科学的であり，効率的にも見える。医学的な検査や観察によって論理的に分析可能な根拠が得られ，それに基づいて十分確立された方法による治療を行うことが可能になる。疾患の原因が菌やウィルスなど1つに特定でき，それを取り除けば，症状や問題が解決し，健康に戻れるような急性の疾患の場合には当てはまりがよかった。

一方，慢性疾患が増え，さまざまな要因が複雑に絡み合って健康に影響する状況が増えてくると，このモデルでは十分に解決できないことも出てきた。特に，生物医学モデルに対する大きな批判の1つは，患者個人がもつ多様な気持ちや考え，社会的状況が重視されず，ときに患者を故障した機械や欠陥品，あるいは"疾患"の集まりとして扱ってしまいがちな点である。患者側から見ると，医療者が病気に関する自分の心配事を聴いてくれない，十分に理解していないと感じ，それによる不満や不信につながることもある。

1.2.2.生物心理社会的モデル

これに対して，**生物心理社会的モデル**（Biopsychosocial model）では，患者の身体的状態（生物学的視点），感情や考え，期待など（心理学的視点），社会的関係や役割，規範など（社会学的視点）を含めて患者を理解しようとする。ここでは，病気は単なる身体的現象ではなく，生物，心理，社会的な要因のシステムとして，人々の思い，健康に関する考え方，仕事や家族など周囲の状況や関係によっても影響を受けるものと捉えられる。

したがって，このモデルのもとでは，医療者は，患者の身体的状態と同様に，患者の感情や考え，社会的な関係に関心を寄せる傾向にある。診療場面では，その症状や問題の身体的な側面だけでなく，「どのような不安や心配を感じているか」「普段の生活にどのような影響があるか」「治療についてどんな期待や希望をもっているか」など，患者の心理社会的な状態にも踏み込んだコミュニケーションをとることが多い[2]。

生物心理社会的モデルは，人々の考えや感情，社会的な関係などが健康に影響を与

えるという数多くの研究に裏打ちされており，患者中心的医療，全人的医療の実践にも
つながってきた。

2. コミュニケーションとは

　コミュニケーションは，英語の communication のカタカナ表記であり，その語源は，
「共通する，共有の」という意味をもつラテン語の「communicare（コミュニケア）」
「communis（コミュニス）」であるとされる。日本語では，「伝達」「やりとり」「通信」「情
報」「連絡」「伝染」など，文脈によってさまざまに翻訳されることはあるが，必ずしも
その本質を捉える訳語になっていない。コミュニケーションとは，単に伝えるというこ
とだけでなく，それによって何かが共有されていく過程であり，共有されている状態で
あるという意味を含む語なのである。

2.1. コミュニケーションの目標

　コミュニケーションには，大きく 2 つの目標があるとされる[3]。1 つは，自分のコミュ
ニケーションを通して，相手の認知の構造や感情・行動を変えることである。説得的コ
ミュニケーションや，相手の自分に対する見方を変えようとする面子の維持に関するコ
ミュニケーションなどがこの代表である。ここでは，送り手が受け手の前提に合わせて
メッセージを送るという一方向のコミュニケーションに主な焦点がある。

　もう 1 つは，経験，感情，知識，意見を相手と共有することである。その場や時間を
共有することで，感情や経験，意見が共有され，社会的なリアリティが形成されていく
ことに意味がある。とりとめもない会話，その場に居合わせた人がたまたま小耳にはさ
んだコミュニケーションなどもこれに含まれる。ここでは，伝えられる情報そのものだ
けでなく，その過程で送り手と受け手がコミュニケーションの前提や情報をどのように
して共有していくかに焦点がある。

　これらの各コミュニケーションは，相互に排他的であるわけではない。自分の思い
を共有しようとするコミュニケーションが，それによって相手の態度に影響を与えよう
とするものにもなるように，相互に重なる部分をもっている。また，逆に，これらのい
ずれにも当てはまらないコミュニケーションもある。コミュニケーションは，常に目標
によって制御されているわけではない。漠然とした印象やコントロールできなかった非
言語的な内容など，意図しないまま，思いがけなく伝わってしまうものもまたコミュニ
ケーションの一部である。

2.2. 送り手と受け手

　コミュニケーションの 1 つの捉え方として，記号化された情報（メッセージ）の送
信およびそれを受信して解読する過程であるとするモデルがある（図 1 － 1）。送り手は，
何らかの目的をもって情報を発信，伝達しようとして，メッセージを形成する（記号化）。

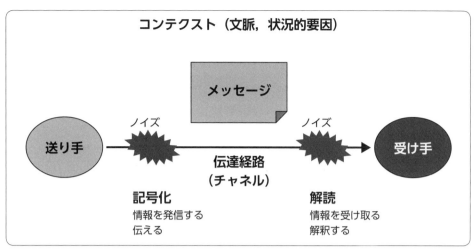

図1-1　コミュニケーションのモデル

　このメッセージは，何らかの伝達経路（チャネル）によって受け手に届き，それを受け手が受け取って解釈すること（解読）によって，コミュニケーションが成立する。多くの場合，メッセージを受け取った受け手は，それに対して何らかの反応であるメッセージを，今度は送り手となって発信し，元の送り手が今度は受け手としてそれを受け取り，解釈する（フィードバック）。このように，送り手と受け手は絶えず入れ替わりながらこのプロセスが繰り返され，コミュニケーションは成り立っている。

　この送り手，受け手は，必ずしも1対1の個人とは限らない。授業や講演会で1人の講師が多数の学生や聴衆に向かって話したり，テレビや新聞のようなマスメディアが送り手となって，受け手である不特定多数の視聴者や読者に向かって情報を発信したりすることもある。いずれの場合も，そこには，送り手と受け手との間で，チャネルを通じて何らかのメッセージが伝わり，受け止められていく，送り手と受け手が共通の意味を生成し，共有していくプロセスがある。

2.3. コミュニケーションの伝達経路

　メッセージが送られ，受け取られる伝達経路（チャネル）はさまざまであり，同時に複数が相互に関連しながら作用していることも多い。このチャネルの分類によく用いられるのが，言葉を用いる言語的コミュニケーションと，それ以外の非言語的コミュニケーションである。さらに，音声を用いるかどうかと合わせて，**表1-1**（次頁）のように整理することができる。

　言語的コミュニケーションは，発言の内容・意味そのものである。抽象的な情報や論理的な情報を伝達したり，説明したりするために有効である。非言語的コミュニケーションと比べて，本人の意思で意図的，意識的に操作しやすいため，嘘をついたり，本当のことを隠したりする手段にもなりやすいと考えられている。

　一方，非言語的コミュニケーションには，準言語的コミュニケーションと呼ばれる声の高さや速度，間の取り方などの音声的チャネルを通じたものと，身体動作，接触行

表1-1 対人コミュニケーションのチャネルの分類

	音声的	非音声的	
言語的	口頭言語 ・言葉の内容・意味	書記言語，手話 ・言葉の内容・意味	
非言語的	準言語的コミュニケーション ・声の高さ，大きさ ・話す速度 ・抑揚 ・間の取り方　など	身体動作	・表情 ・視線 ・身振り，ジェスチャー ・姿勢　など
		接触行動	・握手，スキンシップ　など
		身体的特徴	・容貌 ・スタイル ・頭髪や皮膚の色　など
		空間的距離・位置	・対人距離 ・着席位置　など
		人工物	・衣服 ・化粧，香水 ・アクセサリー　など
		環境	・照明 ・温度 ・インテリア　など

動，身体的特徴，空間的距離や位置，衣服や化粧など人工物の使用，物理的環境などの非音声的チャネルを通じたものが含まれる。非言語的コミュニケーションは，主に個人のもつ感情や対人的な態度を伝える上で特に重要であり，第一印象や人間関係の構築に大きな影響力をもつ。自己紹介の際のちょっとしたしぐさや表情で「話しやすそう」「優しそう」と思われたり，ボタンを留めていない白衣で「だらしない」「いい加減」と評価されたりするなど，言葉を発する前から相手に伝わり，解釈されることも多い。また，隠し事があると視線が泳いでしまったり，緊張すると早口になったり，髪の毛をいじってしまったりすることがあるように，言語的コミュニケーションと比べて，本人の意思によってコントロールしにくく，無意識の「本音」が出やすいと考えられている。

　このため，言語的コミュニケーションと非言語的コミュニケーションが伝えるメッセージにギャップがある場合，非言語的コミュニケーションが伝えるメッセージが，本音として受け取られることが多い。例えば，患者の話を聴く際，「何かご質問や気になっていることはありませんか」と尋ねながら，時計に目をやったり，カルテを閉じる準備をする様子が伝わったりすると，非言語的コミュニケーションが伝えるメッセージ（「もう時間がない」「そろそろ話を切り上げたい」など）が「本音」として伝わりかねない。それだけではなく，言語的メッセージと非言語的メッセージが食い違っていることで，裏表がある，嘘をついているなど，不誠実で否定的な印象を与えてしまう可能性もあるので注意が必要である。

　前述のようなコミュニケーションのプロセス全体は，常にコンテクスト（context）の中に埋め込まれている。コンテクストとは，「文脈」と訳されることもあるが，そのコミュニケーションが行われている背景にあるさまざまな状況的要因を意味し，メッセージの記号化，解読に大きな影響力をもつ。

　話し手と受け手の間でコンテクストが共有されているほど，言語化して伝えるメッセージは少なくてもコミュニケーションは成立する。人類学者のホール（Hall, E.T.）は，高コンテクスト，低コンテクストという概念を用いて，これを説明した[4]。高コンテクスト文化では，人々が深い人間関係で結ばれ，メンバーの間で情報が広く共有されているため，情報の多くは明確的に記号化されず，コンテクストに依存して伝えられ，解釈される。ここでは，言語的コミュニケーションよりも非言語的コミュニケーションが重要な意味をもつことも多い。逆に，低コンテクスト文化では，メンバー間で共有されている前提や情報が少ないため，情報の多くは言語化され，明確な記号として発信される（図1-2）。

　一般に，個人主義が発達し，多民族国家であることの多い欧米諸国が低コンテクスト文化であるのに対し，日本は「以心伝心」「阿吽の呼吸」などという言葉にも表されるように，代表的な高コンテクスト文化とされる。「目は口ほどにものを言う」と言われるように，非言語的なコミュニケーションが重視され，言われなくても「察する」「思いやる」ことのできる人こそ，コミュニケーション能力が高いとみなされる傾向がある。逆に，このコンテクストに依存したコミュニケーションができないと，「空気が読めない」と評価されてしまいかねないのである。その意味で，高コンテクスト文化においては，受け手側のメッセージを解釈する能力が大きく問われることが多い。一方，低コンテクスト文化においては，明確なメッセージを発信するための送り手側の記号化する力が重視される傾向がある。

　医療場面においては，患者と医療者との間で，専門的知識や用語の理解，病気に対する捉え方が異なることから，しばしばコミュニケーションのコンテクストにずれがあ

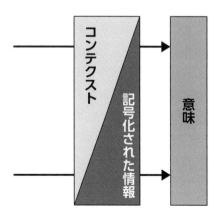

・高コンテクスト・コミュニケーション
　- 共有されている前提・情報が多い
　- 空気を読む。行間を読む
　- 言葉にしなくても分かる

・低コンテクスト・コミュニケーション
　- 共有されている前提・情報が少ない
　- 個人主義。自己主張が重要
　- 言語化され，明示的に発信される

図1-2　高コンテクスト vs. 低コンテクスト

ることも多い。このため，医療者にとっては当たり前のことが患者には理解されていな
かったり，良かれと思ってしたことが患者の気分を害してしまったりするなど，コミュ
ニケーションがうまくいかないという事態が起こることもある。また，医療者同士の間
でも，専門の違いなどによるコンテクストのずれから，医療事故につながりかねないコ
ミュニケーションのエラーが起きてしまうこともある（詳しくは第6章）。このように，
コミュニケーションにおいてコンテクストは大きな影響力をもつものであり，相手との
コンテクストの共有の程度を理解することで，適切なコミュニケーションをとることが
可能となる。

2.5. ノイズ

　「コミュニケーションがうまくいかない」「コミュニケーションに問題があった」と
私たちが感じるとき，ここまで見てきた記号化・伝達と受信・解読の過程のどこかに，
何らかの障害（ノイズ）が発生していると考えられる。ノイズとは，メッセージが送り
手から受け手まで届けられる際に，メッセージに影響を及ぼしたり，歪ませたりして，
意味の正確な伝達を阻害する要因のことである。

2.5.1.物理的ノイズ

　音，明るさ，温度などコミュニケーションが行われている環境の中にある，メッセー
ジの伝達を妨げる物理的な要因を物理的ノイズという。駅のホームで電車の音がうるさ
くて相手の話がよく聞こえなかったり，講義のパワーポイントが不鮮明で後方の席から
は読めなかったりしたために，メッセージが正確に伝わらないなどである。コミュニケー
ションを始める前に，まずそれに適した環境づくりをすることで，このようなノイズは
軽減できる。

2.5.2.心理的ノイズ

　コミュニケーションを行っている送り手，受け手の中にあり，記号化や解釈に影響
を与えて，意味の正確な伝達を妨げる要因である。普段からの相手に対する偏見や思い
込みによって，「子どもだから分かるはずがない」「この人はいつも大げさに言うから」
などと，重要なメッセージを受け取り損ねてしまったり，受け取ったメッセージを誤っ
て解釈してしまったりすることがある。また，大勢の人の前で話すときに緊張しすぎた
り，相手に対する怒りや不安が大きかったりするために，適切にメッセージを送れない
こともある。こうした心理的ノイズはなかなか取り除くことが難しいことが多いが，自
分の認知，判断の傾向を知るともに，相手に対してもっている先入観や偏見に気づくこ
とはその第一歩となるだろう。

2.5.3.意味的ノイズ

　送り手と受け手の間で，共通理解がない言葉や表現によって起きる障害である。新
入生や新入社員のような，新たに集団に加わったメンバーが，その学校や職場でだけ使
用されている特殊な表現や言葉が理解できない，医療者の説明の中で専門用語が多用さ
れているために患者が理解できないというような状況はこれに当たる。何が専門用語な
のか，相手とその言葉の意味を共有しているかどうか（コンテクストが共有されている

か）を意識しておくと同時に，可能ならばいくつかの伝達経路を使って伝えること（「タイン」「ホッセキ」と聞いてピンとこなくても，「他院」「発赤」と書かれれば推測できることもある）も，こうしたノイズを減らすための手段となる。

日常生活でも医療場面でも，このようにさまざまなノイズの影響によって，送り手の意図通りに意味が伝わらず，受け手が誤った解釈をしてしまうことはしばしば起きている。コミュニケーションにおいて，ノイズを完全になくすことは難しい。しかし，どのようなノイズが発生する可能性があり，どのような影響があるのか，どのような対策ができるのかを知っておくことで，その発生や影響を減らすことはできるだろう。

3.　ヘルスコミュニケーションとは

では，ヘルスコミュニケーションとは何だろうか。もっともよく引用されるのが，米国の疾病予防管理センター（Center for Disease Control and Prevention：CDC）による，「健康を増進する個人とコミュニティの意思決定に**情報を提供**し**影響を与える**ためのコミュニケーション諸戦略の研究と利用」という定義である。

また，WHO は，1998 年に出した Health Promotion Glossary で，「ヘルスコミュニケーションは，市民に健康問題に関する**情報を提供**し，重要な健康問題に対する市民の**関心を維持**するためのカギとなる戦略である。マスメディアやマルチメディア，その他の革新的な技術を用いて，市民に有用な**健康情報を広め**，個人や集団の健康の特定の側面や発達における**健康の重要性についての意識を高める**」と述べている [5]。

さらに，これらを含めたヘルスコミュニケーションに関する定義のレビューに基づき，スキアーヴォ（Schiavo, R.）は，次のような定義を示している [6]。

> ヘルスコミュニケーションとは，多面的で学際的な領域の研究であり，理論であり，実践である。個人，地域，保健医療専門職，患者，政治家，組織，特定団体，公衆に**影響を与え**，**参加させ**，**支援する**ことを目的とし，**健康に関する情報**，**考え**，**手段をやり取りする**ために，さまざまな集団やグループに働きかける。それによって，最終的に個人や地域や公衆の健康を向上させるような**健康・社会行動**，**慣習**，**政策を支持**，**導入**，**採用**，**維持させる**ものである。

いずれも，個人や集団の健康を維持，向上させていくために必要な**情報を普及させること**，そして，その個人，集団，社会の健康にとって望ましい**意思決定や行動を促す**ことに焦点があることが分かる。これはコミュニケーションの 1 つ目の目標「コミュニケーションを通して，相手の認知の構造や感情・行動を変えようとすること」と一致する。一方，もう 1 つの目標である「経験，感情，知識，意見を相手と共有しようとすること」について，スキアーヴォの定義では，「健康に関する情報，考え，手段を**やり取りする**」に双方向的な共有のプロセスが表れている。1 つ目の目標を達成するための前

提として位置づけられることも多いが，本書では，これらの双方をヘルスコミュニケーションにおいて等しく重要なものとして扱っていく。

3.1. ヘルスコミュニケーションのレベル

このようなヘルスコミュニケーションは，個人内，個人間，グループ，組織，社会など，さまざまなレベルで存在する[7]。

3.1.1. 個人内におけるヘルスコミュニケーション

健康に影響する個人内の精神的，心理的なプロセスとして，健康に関する信念，態度，価値観などがある。これらは，健康や医療に関する行動や意思決定を予測する要因でもあり，健康心理学，行動科学などの視点から研究が行われてきた。

3.1.2. 個人間におけるヘルスコミュニケーション

健康アウトカムに影響を与える対人関係として，医療者－患者関係，対面での健康教育や患者教育，治療的な相互作用，医療面接における必要な情報のやりとりなどが注目されてきた。保健医療が提供されるプロセスに直接焦点を当てたこれらの視点は，長年ヘルスコミュニケーションの研究の中心となってきた。こうした保健医療における対人関係を考える際には，その背後にある文化，政策，権力に関する問題についても十分考慮することが必要である。

3.1.3. グループにおけるヘルスコミュニケーション

保健医療チーム，サポートグループ，地域，家族など，グループのメンバーが連携していく上でも，コミュニケーションは重要な役割を果たす。グループのメンバーは，健康や治療に関する重要な意思決定をし，それを実行していくために，適切に情報を共有する必要があるからである。保健医療サービスや技術の専門分化，複雑化が進むにつれて，保健医療の提供におけるチームの重要性が増し，難しい意思決定をする際などそれぞれのメンバーからの情報や助けをより必要とするようになっている。医療者，管理者，利用者はそれぞれ，どのように必要な情報を共有し，グループとして連携するかを学ぶ必要がある。

3.1.4. 組織におけるヘルスコミュニケーション

個々のグループを連携させ，異なる領域の専門家を動かすことによって，複雑な保健医療システムの中で，効果的に分野横断的な保健医療を提供し，予防や健康増進を進めていくためのコミュニケーションである。保健医療サービスの提供には，医療保険制度など経済的，制度的な問題も大きく影響している。その中で，利用者の意向に敏感で，柔軟に対応できる組織をつくり，ときに社会や制度を変えるために組織を動かしていく上でもコミュニケーションは大きな役割を果たす。

3.1.5. 社会におけるヘルスコミュニケーション

医療，健康教育，ヘルスプロモーションに関連して専門家および一般住民に，さまざまなメディアを通じて伝えられる健康情報の作成，普及，活用に関わるコミュニケーションである。近年，ソーシャル・マーケティングは，ヘルスキャンペーンを実施する上での重要な方法として広く使用されるようになってきた。社会的視点からのヘルスコ

ミュニケーションについては，従来，さまざまなメディアがどのように健康を増進しリスクを予防するメッセージを対象者に届けることができるかというメディア研究によって分析が行われてきた。こうしたメディアも，従来のテレビ，新聞などのマスメディアからインターネット，SNS，デジタルゲームなど新しいメディアを利用した，これまでとは異なる形のコミュニケーションが広がってきている。

　これらのさまざまなレベルのヘルスコミュニケーションは，近年ますます複雑に影響し合うようになっている。診察室での医師と患者のコミュニケーションも，インターネット上の健康医療情報，テレビの健康番組など，その外側の社会におけるさまざまなヘルスコミュニケーションと無関係ではいられなくなっている。このような中で，保健医療専門職としてさまざまな形で行われるヘルスコミュニケーション全体について理解し，効果的なコミュニケーションのための考え方とスキルの基礎を身につけておくことが重要である。

3.2. ヘルスコミュニケーション学の歴史

　保健医療におけるコミュニケーション，とりわけ診療場面での患者と医師とのコミュニケーションについては，早くから社会学，文化人類学，コミュニケーション学等の領域で研究が行われてきたが，欧米で health communication という語が使われるようになったのは 1970 年代半ばころからである。**表 1 - 2**（次頁）に代表的な学術誌や機関等の例を示す。

　ヘルスコミュニケーション学の研究は，医療コミュニケーションと呼ばれる，病気，医療，患者を扱う臨床場面における対人コミュニケーションを中心とした領域から，健康，予防，市民といった公衆衛生学的な視点をもち，集団を対象にしたコミュニケーションへと広がってきた。その意味で，**図 1 - 3**（次頁）に示したように，ヘルスコミュニケーションは，医療現場におけるコミュニケーションという意味での医療コミュニケーションを含みつつ，より広い範囲の健康・医療に関するコミュニケーションを含むものであると考えられる。

4. ヘルスコミュニケーションの意義と役割

4.1. ヘルスコミュニケーションの重要性

　米国で，2000 年に策定された国民の健康づくり運動「Healthy People 2010」において，初めてヘルスコミュニケーション（health communication）が重点領域の 1 つに追加され，「健康を改善するために，コミュニケーションを戦略的に用いる」ことが大きな目標とされた[8]。

　ここでのヘルスコミュニケーションとは，前述の CDC による定義「健康を増進する

表1－2　ヘルスコミュニケーションに関連する国内外の機関・団体の例

学術誌
・Health Communication ・Journal of Health Communication

関連団体

海外
- Academy of Communication in Healthcare：achonline.org
- American Communication Association：americancomm.org
- American Public Health Association：apha.org
- Center for Disease Control and Prevention：cdc.gov
- International Communication Association：icahdq.org
- International Union for Health Promotion and Education：iuhpe.org
- European Association for Communication in Healthcare：each.international
- National Institutes of Health：nih.gov
- U.S. Office of Disease Prevention and Health Promotion (health.gov)：health.gov
- World Health Organization：who.int

国内
- ヘルスコミュニケーション学関連学会機構：healthcommunicationweek.jp
- 日本ヘルスコミュニケーション学会：healthcommunication.jp
- 日本コミュニケーション学会：jca1971.com
- 日本公衆衛生学会：jsph.jp
- 日本健康教育学会：nkkg.eiyo.ac.jp
- 日本医学教育学会：jsme.umin.ac.jp

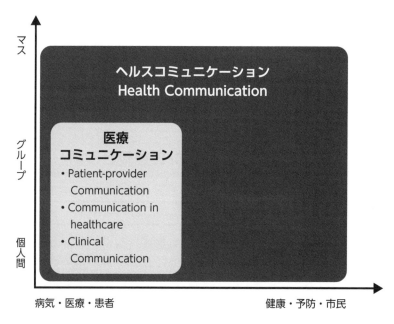

図1－3　ヘルスコミュニケーションの視点と領域

個人とコミュニティの意思決定に情報を提供し影響を与えるためのコミュニケーション諸戦略の研究と利用」に基づくものである。ヘルスコミュニケーションは，疾病予防や健康増進のあらゆる面で役に立つものであり，さまざまな文脈に関わっている。①医療者－患者関係，②個人の健康情報への曝露，探索，活用，③臨床的な助言や治療計画へのアドヒアランス，④公衆衛生的なメッセージやキャンペーンの構築，⑤個人や集団の健康リスクに関する情報の普及（すなわち，リスクコミュニケーション），⑥マスメディアや文化における健康のイメージ，⑦公衆衛生や保健医療システムにどうやってアクセスするかについての消費者の教育，⑧遠隔医療の発達，などである。

これは，続く「Healthy People 2020」「Healthy People 2030」においても，「ヘルスコミュニケーションと健康情報技術（Health communication and information technology）」として領域を広げながら引き継がれている。

4.2. ヘルスコミュニケーションのもつ役割

ヘルスコミュニケーションは，個人にとっても組織にとっても，さらに社会全体にとっても重要である。なぜ重要なのか，ヘルスコミュニケーションがそれぞれにおいて果たしている役割を考えてみよう。これは，とりもなおさず，なぜ保健医療の専門職がヘルスコミュニケーションを学ぶ必要があるのかという問いに対する答えにもなる。

①コミュニケーションは医療において不可欠である

コミュニケーションは，医療者と患者との人間関係を築く上でもっとも基本となるツールである。もちろん，医療者は，その他にも身体診察，血液検査やレントゲンといった検査，投薬や手術など，さまざまな手段を使って治療目標を達成しようとする。しかし，コミュニケーションがなくては，医療者は患者の症状や心配事を知ることも，診断をすることも，治療について伝えることも，治療結果をフォローアップすることもできず，他の診療行為の意味も限られたものになってしまう。

②コミュニケーションは患者の健康アウトカムに影響する

診療におけるコミュニケーションや医療者との関係は，患者の満足度や治療へのアドヒアランス，自己管理，症状の改善や健康アウトカムなどに影響することが知られている[9]。コミュニケーションを通じて，医療者と患者は，現在の健康状態に関する問題点，治療の目標，方法，役割分担を共有し，治療において協働していくことが可能になる。とりわけ，医療者との対面でのコミュニケーションは，他の情報源から健康医療情報を収集し活用することに困難をもつ，ヘルスリテラシーの低い患者にとって重要である。

また，コミュニケーションは，それ自体，治療的な意味をもつ。語ることによって，不安や心配事が整理され，ストレスが解消することもある。これは医療者とのコミュニケーションだけでなく，患者会などのピア・サポートグループにおいても同様である。

③コミュニケーションは自信や対処能力の源になる

コミュニケーションは，個人の自信や対処能力につながる。患者とのコミュニケー

ションに自信をもち，満足している医療者は，バーンアウトしにくく，仕事を辞めたりすることが少ないことが指摘されている[10]。

一方，患者や市民にとっても，診療において症状や心配事，治療に関する希望などを医療者に伝えて話し合い，さまざまな情報源から自分に必要な情報を収集し活用していくコミュニケーションの力は，必要な保健医療サービスへのアクセス，治療における適切な意思決定，望ましい健康行動の選択などを通じて，健康そのものに影響する。その意味で，ヘルスコミュニケーションは，個人やコミュニティのエンパワーメントにとって，ますます重要な要因になっている。

④コミュニケーションは組織や社会にとってコストの節約につながる

効果的なコミュニケーションは，組織や社会全体としての視点からも時間やコストの節約につながる。医療訴訟は，医療機関にとっても医師にとっても大きな負担となるが，医療事故が起きたから必ず訴訟になるわけではなく，医療者と患者・家族間の関係やコミュニケーションがうまくいっていなかったことが，その引き金となっていることが指摘されている[11]。また，患者中心的なコミュニケーションは，患者の健康状態の改善につながるだけでなく，診断検査や紹介などの減少といったケアの効率化につながることも示されてきた[12]。

⑤コミュニケーションはチームや組織が効果的に機能するために不可欠である

多職種の協働が不可欠となる現代の保健医療の現場において，コミュニケーションはその組織やチームを効果的に機能させるために不可欠である。コミュニケーションエラーは，医療事故の原因の1つとしてしばしば指摘されおり[13]，組織やチームにおけるコミュニケーションは，保健医療の質や安全性にもつながる可能性がある。また，上司やリーダーのコミュニケーションスキルは，組織やチームの生産性だけでなく，職員やメンバーの仕事満足度，勤務継続意向に大きな影響をもつことが知られている。医療者教育においても，学生や研修医の指導・教育を担当する立場の教員や指導医等のコミュニケーションスキルが問われるようになっている。

⑥さまざまなメディアを利用したコミュニケーションによって，人々の健康に関する
　行動に影響を与えることができる

さまざまなメディアの特徴を理解し，効果的に利用することで，必要とされている健康医療情報を提供し，人々が望ましい判断をし，行動をとれるよう促すことができる。また，健康医療に関する情報が氾濫し，情報源が多様化する中，不適切で非現実的な情報が影響を及ぼすのを防ぐことができる。近年，間違った情報や誇張した表現で，健康を害する行動を促しかねないテレビ番組やインターネットのサイトなども指摘され，社会的に大きな問題になっている。専門職として，情報に関する人々のニーズを把握し，必要とされている情報を分かりやすく伝え，望ましい行動をとれるよう促す努力をするとともに，情報を媒介するメディアの教育やメディアとの協働，情報の受け手である市民や患者の教育も必要になっている。

5. まとめ

　健康に関連する私たちのさまざまな行動は，周囲の人々や社会との相互作用の中で形づくられている。その相互作用を理解し，そこに働きかけるために，ヘルスコミュニケーション学は，医療・公衆衛生における，個人間，グループ，組織，マスメディアなどさまざまなレベルでのコミュニケーションを科学的な研究，教育，実践の対象とする。

　科学的知見や技術は，それだけでは必ずしも人々の健康につながらないこともある。価値観が多様化し，情報が氾濫する時代だからこそ，何をどのように伝えて，共有し，その個人，集団，社会にとって本当に望ましい行動につなげていくのかを考える必要がある。もちろん，コミュニケーションだけで社会のあらゆる健康課題が解決するわけではない。しかし，保健医療現場の最前線で人や社会の健康に関わるすべての専門職にとって，ヘルスコミュニケーションの考え方や手法は，これからの時代ますます重要なスキルになるだろう。

🚩 課 題

❶ コミュニケーションがうまくいかなかった具体的な経験を 1 つ挙げ，本章で学んだモデルや概念を用いて分析してみよう。

❷ 表 1 − 2（p.12）を参考にヘルスコミュニケーションに関する機関等のウェブサイトを見てみよう。どのような目的でどんな活動が行われているだろうか。

❸ あなたにとって，ヘルスコミュニケーションについて学ぶことがどのように役に立つか考えてみよう。

引用文献

1. 木内貴弘，中山健夫，荒木登茂子，萩原明人．21 世紀の課題はコミュニケーション．日本ヘルスコミュニケーション学会雑誌．2010; 1（1）: 4-5.

2. Roter DL, Stewart M, Putnam SM, Lipkin M, Jr., Stiles W, Inui TS. Communication patterns of primary care physicians. JAMA. 1997; 277(4): 350-6.

3. 池田謙一．コミュニケーション：社会科学の理論とモデル 5: 東京大学出版会 ; 2000.

4. Hall ET. Beyond Culture. New York: Anchor Books; 1976.

5. World Health Organization. Health Promotion Glossary, WHO/HPR/HEP/98.1. Geneva: World Health Organization; 1998.

6. Schiavo R. Health Communication: From Theory to Practice: John Wiley & Sons; 2013.

7. Kreps GL. The Evolution and Advancement of Health Communication Inquiry. Communication Yearbook, vol 24. Newbury Park, CA: Sage; 2001. p. 231-53.

8. The U. S. Department of Health and Human Services. Healthy People 2010: Understanding and Improving Health. 2nd ed. Washington, DC: Government Printing Office; 2000.

9. Roter DL, Hall JA. 患者と医師のコミュニケーション：より良い関係づくりの科学的根拠：篠原出版新社 ; 2007.

10. Dyrbye LN, Varkey P, Boone SL, Satele DV, Sloan JA, Shanafelt TD. Physician satisfaction and burnout at different career stages. Mayo Clin Proc. 2013;88(12):1358-67.

11. 中島和江, 児玉安司. ヘルスケアリスクマネジメント：医療事故防止から診察記録開示まで：医学書院; 2000.

12. Stewart M, Brown JB, Donner A, McWhinney IR, Oates J, Weston WW, et al. The impact of patient-centered care on outcomes. J Fam Pract. 2000; 49(9): 796-804.

13. 山内桂子. 医療安全とコミュニケーション：麗澤大学出版会; 2011.

参考文献（さらに学びたい人のために）

1. DuPré A. Communicating about Health: Current Issues and Perspectives: Oxford University Press, Incorporated; 2016.

2. Wright KB, Sparks L, O'Hair HD. Health Communication in the 21st Century: Wiley; 2012.

3. Northouse LL, Northouse PG. ヘルス・コミュニケーション：これからの医療者の必須技術＜原著第 3 版＞：九州大学出版会; 2010.

4. 池田理知子, 五十嵐紀子 (編). よくわかるヘルスコミュニケーション：ミネルヴァ書房; 2016.

第2章

患者 - 医療者関係と
コミュニケーション

　この数十年，医療をとりまく社会的な変化は，患者－医療者
関係を大きく転換させてきた。患者と医療者との長期的な治療
関係や治療過程における患者の主体的な参加が求められ，患者
－医療者間での情報の共有や合意が必要とされる場面も増加
している。患者の権利意識の高まりの中で，日本においても，
医療訴訟の件数が増加するとともに，医師の「説明義務」が問
われる事例も多く見られるようになってきた。一方で近年で
は，行きすぎた権利意識から，医療者に対して理不尽な要求を
振りかざし，暴力をふるうような患者や家族も指摘され，社会
的な問題になっている。本章では，古典的な患者－医療者関係
のモデルとその変化を学び，それが患者－医療者間のコミュニ
ケーションにどのような影響を与えたかを考える。

📖 本章で学ぶこと

・患者－医療者関係のモデルとその特徴を学ぶ。
・患者－医療者関係の変化が患者－医療者のコミュニケーションにもたらした
　変化を理解する。
・日本における患者－医療者関係と新たに導入された概念やモデルの意味を考
　える。

💡 本章のキーワード

病人役割，父権主義，消費者主義，患者中心の医療，意思決定の共有（Shared
Decision Making），インフォームド・コンセント，セカンド・オピニオン

1. 患者－医療者関係の変化

1.1. 患者－医療者関係のモデル

　患者－医師関係については，1900年代後半から多くの医療社会学の研究者が関心を寄せてきた。患者－医師関係の原型モデルを構築したのが，パーソンズ（Parsons, T.）である。パーソンズは，患者－医師関係を「合意」に基づく二者間の役割関係と捉えた。すなわち，患者は**病人役割**として，病気状態に対する責任と通常の社会的役割責務からの免除という権利を得る一方，回復義務と専門的援助を受ける義務を負う。ここでは，患者は合意のもとで専門家としての医師に責務と権限を委譲するとされ，受動的な患者と専門家として支配的な医師という**父権主義（パターナリズム）**に基づく患者－医師関係が想定されていた。

　これに対し，疾病の重症度を基準に，3つのモデルを提示したのがスザッスとホランダー（Szasz, T.S. & Hollender, M.H.）である（**表2－1**）。

①**能動－受動モデル**：患者が昏睡や急性外傷などで自分の意思を表明できない場合などは，患者には意思決定能力がないため，医師がパターナリスティックに治療のすべてを決定することになる。

②**指導－協力モデル**：急性伝染病などの場合，患者は意思決定能力をもってはいるものの，適切な治療の指針は議論の余地なく明らかであるため，医師の指導のもと患者はその治療指針に協力することになる。

③**相互参加モデル**：慢性疾患など，治療のために患者自身の行動変容が重要であり，治療計画への患者の積極的な参加が必要な場合に当てはまる。

　これに基づいて考えると，急性疾患から生活習慣病などの慢性疾患へと疾患の比重が移れば，適切となる患者－医師関係も変化することが分かる。

　さらに1970年代以降，社会全体における消費者主義の興隆を背景に，医療においても患者を医療サービスの「消費者（consumer）」と捉える考え方が出てきた。ローター

表2－1　スザッス・ホランダーモデル

	医師の役割	患者の役割	モデルの 臨床への適用	モデルの原型
①能動－受動	何かを患者になす	受容者	麻酔・急性外傷 昏睡・精神錯乱	親－幼児
②指導－協力	患者に行動指示する	協力者	急性伝染病	親－思春期の子
③相互参加	患者の自助を助ける	同僚として参与	慢性疾患・精神疾患	成人－成人

（文献1より）

らは，医師と患者の力関係が異なる4つの類型を提示し，それぞれにおいて「誰が診療の内容と目標を決めるか」「患者の価値観の役割」「医師の役割」がどのように異なるかを論じている[2]（表2-2）。この分類は，医療場面における意思決定のあり方を考える上で分かりやすい。

①**機能停止**：患者と医師の期待が対立し，その関係性を必要に応じて変えていく交渉ができない場合に起こり得る。患者も医師も支配権をとらず，診療の目標や内容，患者の価値観，医師の役割は不明確なままとなる。苛立ち怒った患者は，不適切なサービスの要求をしたり，医療機関に来なくなったりしてしまうこともあり，医師の側から見ると「難しくて困った患者」となってしまう。

②**父権主義（パターナリズム）**：パーソンズが提唱したような，受動的な患者と専門家として支配的な医師という古典的な患者-医師関係である。医師は診療の内容や目標を設定し，保護者として患者の利益を最大化するように行動する役割を負う。ただし，何が利益になるかの判断は，患者の価値観が医師自身のものと同じであるという仮定に基づいたものとなる。一方，患者の役割は，医師の忠告に従うことである。これに基づくのが，父権主義的な意思決定モデルである。

③**消費者主義（コンシューマリズム）**：父権主義の対極にあり，患者が診療の内容や目標を決め，意思決定に関しても責任を負う。このため，患者の価値観は患者自身が定義し，医師との間では検討されない。ここでは，市場取引のように，提供される医療サービスが自分の求めるものかを見極め，買うか買わないかを決める力は買い手（患者）に属し，医師の役割は買い手の好みに合う情報とサービスを提供する技術的な相談役に限定される。情報を得た意思決定モデル（Informed decision model）がこれに基づくものであり，患者は，医師からはもちろん，その他の情報源からも広く情報を集め，それに基づいて自分で意思決定を行う。

表2-2　患者-医師関係の類型

患者の権力	医師の権力	
	低い	高い
低い	①**機能停止**	②**父権主義**
目標設定	不明	医師が設定
患者の価値観	不明	医師が推測
医師の役割	不明	保護者
高い	③**消費者主義**	④**相互参加型**
目標設定	患者が設定	交渉
患者の価値観	患者が定義。医師との間では検討されず	共同で検討
医師の役割	技術的な相談役	助言者

（文献2より著者訳）

④相互参加型：患者と医師が単に補完的な役割を演じるのではなく，比較的対等な立場に立ってそれぞれの強みと資源をもち寄り，話し合いを通じて診療の目標や内容を設定し，意思決定を行う。このため，患者の価値観についても両者の対話の中で検討され，医師は助言者としての役割を担う。これに基づくのが，意思決定の共有モデル（Shared decision model）となる。

1.2. 日本における患者－医療者関係の特徴と変化

　日本の患者－医療者関係の特徴としてしばしば指摘されてきたのが，パターナリズムである。素人である患者は，専門家である医師に「先生にお任せします」とすべてを委ね，医師の側も「由らしむべし，知らしむべからず」と言われるように，症状や治療法について詳しく説明をしない傾向があった。一般に，患者は，病状や治療法などに関する医師の説明が十分でなかったり，分かりにくかったりしても，自分から説明を求めたり，質問したりしない傾向があることが知られている。この裏には，質問すると医師を信頼していないように思われるのではないか，医師の機嫌を損ねたくない，もの分かりの悪い患者と思われたくないなど，患者の不安や遠慮がある。このような傾向は，日本に限ったことではなく，欧米においても報告されているが，上下の関係を重んじる儒教的思想や，素人が専門家に「お任せ」することを良しとする文化的な背景の中で，日本では特に顕著になっている可能性がある。また，周囲への配慮を重んじる文化の中で，特に多くの患者が待っている外来診療などでは，他の患者や時間が気になり，十分に話ができないことも考えられる。

　日本における患者－医療者関係のもう1つの特徴は，家族の介在である。近年，次第に変化しつつあるものの，老親との同居，家族を中心とした介護，がん告知のあり方などの伝統的な社会規範は，患者と医療者の関係における家族のもつ役割や影響力に大きく関係してきた。実際，診療場面においても，家族が診察室の中まで患者に付き添い，診察での会話にも積極的に参加する傾向があることが知られている[3]。

　一方，日本においても，1990年代後半ごろから急速に患者の権利意識が高まってきた。社会的にも，医療機関において「患者様」という呼称が使用されるようになったり，医療事故に関するマスメディアの報道や患者相談窓口等への相談件数が増加したりするなどの変化が見られた。こうした権利意識や医療不信が次第に過熱し，行きすぎた期待や不適切な要求をする患者が社会的に問題になってきたのが，2000年代後半ごろである。医療崩壊が社会的な問題となり，医療機関の苦悩や医療者側の疲弊が伝えられるとともに，"モンスターペイシェント"と呼ばれる患者が出てくるなど，「医師＝強者，患者＝弱者」の図式が必ずしも現実ではないことが認識されるようになってきた。ここから次第に，患者と医療者との関係も，対立ではなく協働（collaboration）に焦点が当てられるようになり，患者－医療者間での情報や意思決定の共有が重視されるようになってきた。

2. 患者－医療者間コミュニケーション

　医師が治療方法の選択や決定などをすべて行う父権主義や，医療者から得た情報に基づいて患者だけが意思決定の中心となる消費者主義と比較して，協働を目指す相互参加型の患者－医療者関係においては，コミュニケーションがとりわけ重要となる。異なる視点をもつ患者と医療者が協働していくためには，コミュニケーションを通じて，治療の目標や内容だけでなく，患者側の価値観や思い，医療者側のもつ情報や意見についてお互いに理解し，共有していくことが前提となるからである。

　家族や友人関係，学校や職場など日常生活においても，コミュニケーションの難しさを感じることは多い。それを超えて，医療場面におけるコミュニケーションにはどのような難しさがあるのだろうか。日常のコミュニケーションとは異なる，医療におけるコミュニケーションの特徴を考えてみよう。

2.1.1.力の不均衡

　医療者は，専門家として，患者がもっていない専門的知識や情報を多くもち，一般的には社会的地位も高いとみなされることが多いなど，両者の間には力（power）の不均衡があることが指摘されている。例えば，同級生よりも先輩，先輩よりも教員や指導者と話すとき気を遣うことが多いように，一般に立場や力の差が大きいほど，コミュニケーションは難しくなることが知られている。

2.1.2.視点の違い

　医療者と患者では，同じ健康問題や病気に対しても，それぞれ見る視点が異なることが多い。医療者が，医学的な専門知識の枠組みに基づき，生物医学的な異常としての疾患（disease）に着目するのに対し，患者は，社会心理的側面を含めた自分自身の生活の中での体験である病（illness）として問題を捉える傾向がある。例えば，同じ「足関節骨折」（＝疾患［disease］）であっても，大手企業に勤める事務職員，日雇いの工事現場で働く人，大会を控えたスポーツ選手では，その「足関節骨折」が本人の心情，仕事や生活，周囲に与える影響はまったく異なるであろう（＝病［illness］）。こうした視点のずれが，しばしばコミュニケーションの行き違いを生むこともある。

2.1.3.コミュニケーションの内容

　話す内容という点からも，医療場面におけるやりとりの中心となる健康医療に関する情報には，特有の難しさがある。医療の専門用語やカタカナ表記の外来語，数字が多用された文章は，素人には理解しにくいことが多い。また，手術の成否や予後，副作用などのリスクコミュニケーションでは，統計学的な考え方に基づく確率の表現がしばしば用いられる。医療に「絶対」を求めがちな患者や家族にとって，このような医療に内在する不確実性は受け入れにくいこともある。さらに，医療場面においては，知り合って間もない段階で，死，宗教，性生活など，非常に個人的で話しにくい話題を取り扱わ

なければならないことも少なくない。

2.1.4. コミュニケーションの環境

　患者や家族は，痛みや不安などのためにしばしば不安定な心理状態にあったり，医療者側も睡眠不足や疲れでイライラしていたりするなど，医療場面ではお互いが必ずしも最適な状態でコミュニケーションに臨めないこともある。また，現在の日本における医療制度やシステム上の制約のために，限られた時間で説明をしなければならなかったり，プライバシーが十分に守られた場所で話ができなかったりするなど，コミュニケーションの環境が十分に整えられない場合も少なくない。

2.2. 患者－医療者間コミュニケーションの影響

　これまで多くの研究によって，患者－医療者間のコミュニケーションが与える影響が検討されてきた[4]（図2-1）。患者－医療者の関係やコミュニケーションがうまくいっていると，診療後の患者満足感，情報の理解，治療へのアドヒアランスが上がるなど，短・中期的な患者への効果があるだけでなく，生理学的指標（血圧や血糖値など）の改善，生活の質（クオリティー・オブ・ライフ：QOL）の向上など長期的な効果もあることが明らかにされている。

　また，医療者側にとっても，患者との良好なコミュニケーションは，仕事満足度やストレス軽減につながる。さらに，医療機関や社会の観点から見た効果として，患者が納得のいく診断や治療法にたどり着くまで，主治医に告げずに，次々と他の医療機関への受診を繰り返す"はしご受診（ドクターショッピング）"を防ぐことができ，不要な検査・薬の使用が抑制されるなど，医療資源の効率的な利用につながる可能性がある。また，患者・医師双方にとって大きな負担となる医療訴訟の回避にも役立つことが指摘されている。

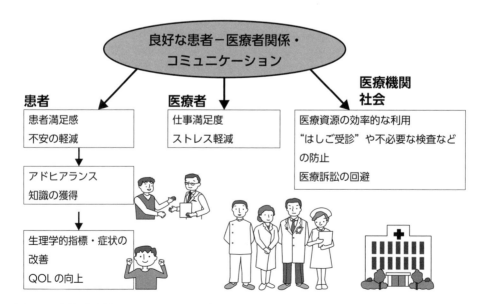

図2-1　患者－医療者間コミュニケーションがもつ影響

このように，患者−医療者間の関係やコミュニケーションのもつ影響に関する研究結果が蓄積されるにつれ，コミュニケーションスキルは「教育可能」であり，医療者が習得すべき重要な「技術」の１つとして捉えられ，その評価やトレーニングが行われるようになった。日本でも，医学教育モデル・コア・カリキュラムにおいて，医師として求められる基本的な資質・能力の中に，コミュニケーション能力が挙げられ，学部教育において医療面接の実習や実技試験が行われている。これは，歯学，薬学，看護学などの他の保健医療専門職の教育においても同様である。

3. 患者中心の医療

相互参加型の患者−医師関係に基づくものとして，「患者中心の医療（Patient-centered medicine）」「患者中心的アプローチ（Patient-centered approach）」という概念が 1990 年代ごろから提唱され，研究されてきた。

これは，いわゆる伝統的な父権主義的患者−医師関係において支配的であった医学的なものの見方や，疾病だけに着目しがちな医療者側の視点への偏重に対する反省に基づき，患者の考えや期待も同じように重視していく必要があるという意味で提唱されてきたものである。

3.1. 患者中心的アプローチのモデル

カナダの家庭医であるスチュワート（Stewart, M.）は，患者中心の医療について図２−２（次頁）のモデルを示した[5]。ここで最終的に目指されているのが，患者と医療者による意思決定の共有（Shared decision making）であり，そのための重要な要因として以下の４つを挙げている。

①健康・疾患・病の経験を探る：病歴や身体診察によって疾患（disease）を評価するとともに，患者の視点から見た健康観（health）（患者にとっての意味や人生の目標）と病の経験（illness experience）（病についての患者の気持ちや考え，病による影響，医師への期待）を理解する。

②全人的に理解する：その患者の健康，疾患，病の経験について，性格，生い立ち，ライフサイクルなどの患者の生活のさまざまな側面と，患者が生活しているさまざまな社会的背景や環境のなかで理解する。

③共通の理解基盤を形成する：特に，問題の定義，治療の目標の設定，患者・医師それぞれの役割の３つの重要な領域に焦点を当て，患者と医師が共通の理解基盤を形成する。

④患者−医療者関係を強化する：継続的なケアのなかで，共感，分担，癒し，希望な

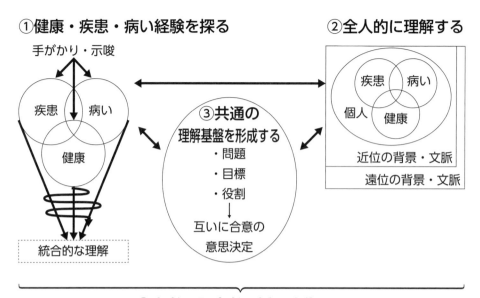

①健康・疾患・病い経験を探る

手がかり・示唆

疾患　病い

健康

統合的な理解

③共通の理解基盤を形成する
・問題
・目標
・役割
↓
互いに合意の意思決定

②全人的に理解する

疾患　病い

個人　健康

近位の背景・文脈

遠位の背景・文脈

④患者－医療者関係を強化する

図2－2　患者中心的アプローチのモデル（文献5より著者訳）

どにより患者－医療者関係を強化する。そのためには，マインドフルネスと実践的な知恵，また転移や逆転移のような人間関係の無意識的な側面を理解することが必要である。

3.2.　患者－医療者の協働に向けて

この「患者中心」という言葉は，定義があいまいなままに用いられたこともあり，ときに「顧客中心主義」のような誤解を含んで使用されることもあった。しかし，ここでの「患者中心の医療」とは，患者の視点・意見や満足度だけを重視し，それを最優先すべきであるというものではない。また，消費者主義に基づき，顧客としての患者の希望や意向に沿って，医療者側が専門的な技術やサービスを提供するという関係とも異なる。むしろ，患者と医療者がそれぞれにもつ専門性，異なる視点をもち寄り，話し合いを通じて共通の理解，協働のための基盤を形成していくというところに重点がある。

一方，「患者中心の医療」という言葉自体が，暗黙のうちに，それを達成するための働きかけや努力を医療者側だけに期待しているようにとれる部分もある。上記の定義も，主に「患者中心の医療」を実現するために医療者側がなすべきこととしての視点から示され，患者の責任や行動については触れられていない。しかし，片側だけではコミュニケーションが成り立たないのと同様に，患者と医療者による意思決定の共有（Shared decision making）を目指した相互参加型の関係においては，患者と医療者双方の参加が不可欠である。その意味で，「協働の医療」などの表現の方がその概念を適切に表現しているかもしれない。

● コラム　患者の視点

　認定 NPO 法人ささえあい医療人権センター COML ＜コムル＞（以下，COML）は，患者の自立と主体的医療参加を目指し，1990 年から活動している。患者一人ひとりが「いのちの主人公」「からだの責任者」としての自覚をもつ必要性と，「賢い患者になりましょう」と呼びかけてきた。そして，患者と医療者が対立するのではなく協働し，よりよいコミュニケーションを構築することを活動の主眼に置いてきた。

　中でも約 30 年に及ぶ活動の柱となっているのが電話相談で，これまで届いた総数は 6 万件を超えている。相談なので，不安や不満，不信感を抱いての相談者が多く，それらの多くが医療者とのコミュニケーションギャップに起因していることを痛感してきた。

　COML が活動を始めた当初は，患者にはほとんど情報が閉ざされていた時代だった。その後，情報社会となり，インフォームド・コンセントの必要性も浸透する中，医師は非常に時間をかけて丁寧に詳しく説明をする時代になった。また，患者もその気になれば，インターネットを使って，専門家と同じ速さで，同じ質・量の情報を手にすることができる。それでは，以前より理解し，選択が可能になったかと言うと，実際には情報の波の中で溺れてしまっている人が少なくない。

　現在の説明は，医師をはじめとする医療者が必要と考える情報の一方的な提供になっている。医学的な知識をもたない患者が，一度に大量の専門的な説明をされても，理解して記憶に留めることができるのは少数派である。そのため，理解できなかった内容は，「説明を受けていない」という結果になってしまっているのである。

　その一例として，インスリンの自己注射が必要になった患者に，ある薬剤師がたっぷりと時間をかけて，丁寧に自己注射の仕方を説明した話を紹介したい。患者は詳細な説明をずっとうなずいて聞いていた。薬剤師が説明後に質問を促すと「ない」とのことだった。ところがその後，数日経っても血糖値が上がってこないため確認したところ，注射器のキャップを外すという工程が抜けていることが判明した。患者によると「あまりにも丁寧に説明してくれたので，途中からわからないと言いにくくなった。多くの情報を一度に与えられ頭の中は混乱し，唯一記憶に留まっていたのは『最近の注射針は痛くない』という言葉だけだった」。これが現実的によく起きていることではないかと受け止めている。

　遺伝子，ゲノム，IPS，AI といった華々しい進化を目の前にすると，患者は医療に多大な期待を抱きがちである。例えば「あなたのがんにこの抗がん剤は比較的効く」と言われると，多くの人は「7〜8 割の確率で消えてなくなる」と期待しがちなのである。医療で 10％のリスクがあると言えばかなり高いリスクだが，患者の中には「降水確率 10％で傘はもっていかない」のと同様の感覚で受け止め，ほぼ自分には降りかからないと受け止める人もいる。このような情報の非対称性からくる受け止め方の違いを，まずは理解することが重要である。

　医療者に必要なコミュニケーション能力として，目の前の患者がどのような言葉で話せば理解できるのか，どれぐらいの情報量なら一度に受け止めることができるかの見極め能力があると，私は考えている。患者と言っても一括りにできない。一人ひとりの患者が理解し，情報を共有することがインフォームド・コンセントの成熟につながるのではないだろうか。そのための模索を続けることが大切だと考えている。

認定 NPO 法人 ささえあい医療人権センター COML 理事長　山口育子

4. 意思決定の共有

　意思決定を共有するとは，具体的にどういうことなのだろうか。ここで意思決定を共有するということは，単に決定権を医師がとるのか，患者がとるのかということではない。「治療について，医師が決めるのがいいと思いますか？　あなたが決めるのがいいと思いますか？」というような調査がしばしば行われてきたように，医療場面における意思決定では，治療方法の選択に焦点が当たりがちである。しかし，意思決定の共有は，実際にはその前の段階から始まっているのである。

　前述のように，患者と医療者は，同じ健康問題や病気についても，しばしば異なる視点で捉え，異なる情報や考えをもっている。その異なる考えや情報をもつ両者が共通の基盤をつくること，すなわち「今，何が問題なのか」から始まり，「何を目標にするのか」「そのためにはどんな方法があるのか」「それを実行するためには，それぞれがどんな役割を果たすべきなのか」といった決定に至るプロセスを共有していくことが，ここで言う意思決定の共有である。

4.1.　意思決定の共有のモデル

　エルウィン（Elwyn, G.）らは，意思決定を共有していく上で効果的な患者－医療者間コミュニケーションを学ぶためのモデルとして，3つのトークモデル（図2-3）を提唱している[6]。

①**チームトーク**：意思決定を必要とするいくつかの選択肢があるが，決定の責任を患者1人に押し付けるものではないことを知ってもらう段階。
　　この段階で主に行うのは，①協働関係をつくること，②選択肢があることを明確にすること，③熟考の必要性を伝えること，④患者の反応を確かめサポートを強化すること，⑤患者が意思決定をしたくないと言ったとしても結論を先延ばしすることである。
②**オプショントーク**：選択肢についてより詳細な情報を提供する段階。
　　ここでは，①知識を確認すること，②選択肢をリストにすること，③選択肢について説明すること，④各選択肢の長所・短所を明確にすること，⑤意思決定の支援をすること，⑥要点をまとめることが主な要素である。
③**ディシジョントーク**：焦点を絞り，患者の意向を引き出して統合していく段階。

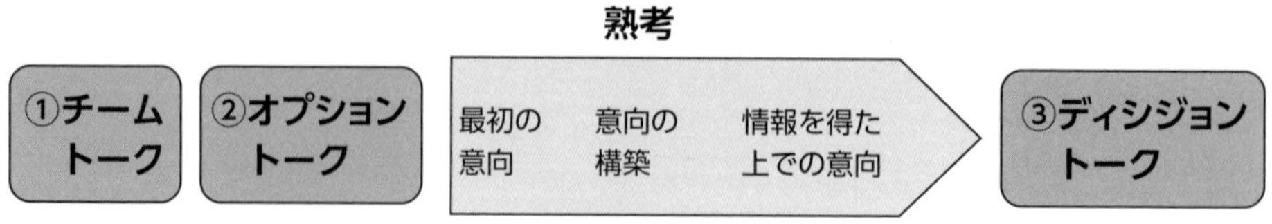

図2-3　意思決定の共有のための3つのトークモデル

ここでの中心は，選択肢について要約した後，①患者の意向に焦点を当てること，②意向を引き出し，統合すること，③意思決定へと進むこと，④再検討もできることを伝えることである。

より古くから知られている類似の概念に，インフォームド・コンセント（informed consent）がある。日本語では「説明と同意」と訳されることが多い。必ずしも選択肢が明確にある場面に限らず，検査や治療法などについて，医師から十分な説明を受けた上で，患者が正しく理解し，納得して同意することである。選択可能な治療方針などが複数あり，患者がその選択まで主体的に行う場合を，特にインフォームド・チョイス（informed choice），インフォームド・デシジョン（informed decision）として区別することもある。前述したモデルのオプショントークの一部に相当すると考えられる。

インフォームド・コンセントは，しばしば医療訴訟への対策として強調されてきた側面もあるが，本来，単に説明をして同意を得るという結果ではなく，患者と医師との間で緊密な信頼関係を築くというプロセスに重点がある。このため，インフォームド・コンセントにおける医療者側の説明は，患者や家族がその内容を十分に理解して初めて意味があるものとなる。患者が理解できない専門用語が並ぶ文書や，画一的・マニュアル的な説明では，医療者側から見て落ち度のない説明であったとしても，本来の目的とされている患者の理解とそれに基づく同意を得ることは困難である。病気や治療法に関する知識や理解力は患者によって異なることから，相手に合わせ，その反応を確かめながらコミュニケーションをとり，情報を共有していくことが重要となる。

医療の進歩によってさまざまな治療法の選択肢が増えた結果，病院や医師によって，治療法に対する考え方が違ったり，提供できる医療技術や診療の質が異なったりする状況も生まれてきた。これに対して出てきたのが，主治医の説明や意見を聞いた上で，「セカンド・オピニオン」として主治医以外の医師の意見を求めることである。自分の病気やその治療法についての理解を深め，治療法を選択したり，同意するか判断したりするための1つの手段として認識されつつある。これは，専門家である医療者側の考えや最適な選択肢が必ずしも1つではなく，情報は中立ではないことを前提として，複数の専門家の意見を聞くことで，患者自身が選択肢について多面的に理解し，よりよい意思決定ができるよう支援するものである。

5. まとめ

父権主義的な患者－医師関係において支配的であった医学的なものの見方や，疾患だけに注目しがちな医療者側の視点への偏重に対する反省から，患者の考えや期待も同

じように重視していく必要があるという意味で，「患者中心の医療」という概念が提唱されるようになった。患者と医療者は，本質的には対立するものではなく，医療は病気に立ち向かうための患者と医療者の協働のプロセスである。そのためには，患者は自分の病状や治療法について，正確で分かりやすい情報を得る必要があり，医療者側は患者の期待や好みを知る必要がある。その意味で，患者中心の医療，協働の医療の実現には，コミュニケーションが中心的役割を果たすと考えられる。

🚩 課 題

❶ 医療におけるコミュニケーションは，日常生活におけるコミュニケーションとどのように異なるのだろうか。

❷ 日本における患者－医療者関係の特徴やその変化について，自分や周囲で見聞きした経験に照らして考えてみよう。

❸ 患者と医療者が「協働する」とはどういうことか，そのためにはどうしたらいいのだろうか。本章で学んだモデルや概念を用いて考えてみよう。

引用文献

1. 進藤雄三. 医療の社会学：世界思想社；1990.
2. Roter D. The enduring and evolving nature of the patient-physician relationship. Patient Educ Couns. 2000; 39(1): 5-15.
3. Ishikawa H, Roter DL, Yamazaki Y, Takayama T. Physician-elderly patient-companion communication and roles of companions in Japanese geriatric encounters. Soc Sci Med. 2005; 60(10): 2307-20.
4. Roter DL, Hall JA. 患者と医師のコミュニケーション：より良い関係づくりの科学的根拠：篠原出版新社；2007.
5. Stewart M, Brown JB, Weston WW, McWhinney IR, McWilliam CL, Freeman TR. Patient-centered Medicine: Transforming the Clinical Method (Third edition). London, UK: CRC Press; 2013.
6. Elwyn G, Edwards A, Thompson R. Shared Decision Making in Health Care: Achieving Evidence-based Patient Choice (Third Edition). Oxford, United Kingdom: Oxford University Press; 2016.

参考文献（さらに学びたい人のために）

1. Roter DL, Hall JA. 患者と医師のコミュニケーション：より良い関係づくりの科学的根拠：篠原出版新社；2007.
2. Stewart M. 患者中心の医療：診断と治療社；2002.
3. 中山和弘，岩本貴. 患者中心の意思決定支援：納得して決めるためのケア：中央法規出版；2012.
4. 中山健夫. これから始める！ シェアード・ディシジョンメイキング：新しい医療のコミュニケーション：日本医事新報社；2017.
5. 山口育子. 賢い患者：岩波書店；2018.

第3章

相互理解のための
コミュニケーション

　私たちは，体に何らかの不調を感じたとき，それをどのように捉え，どんな行動をとるのだろうか。前章で学んだように，患者と医療者は，しばしば健康や医療について異なる視点や期待をもっている。また，同じ疾患をもつ患者であっても，その捉え方や体験は個人によってさまざまである。コミュニケーションは，このように多様性をもつ個人や集団の間で相互理解を達成するためのプロセスでもある。本章では，患者の行動や視点の特徴と，それを踏まえた相互理解のためのコミュニケーションについて学ぶ。

📖 本章で学ぶこと

・患者の視点や行動の特徴を理解する。
・病経験，病の語りとは何かを理解する。
・相互理解のためのコミュニケーションスキルを学ぶ。

💡 本章のキーワード

多様性，病気行動，疾患（disease），病（illness），病の経験，病の語り，ナラティブ・ベイスト・メディスン，積極的傾聴，開放型質問と閉鎖型質問

1. 患者の視点と行動

　健康と病気に関わる人間の行動は，大きく3つに分けて考えることができる。健康行動（health behavior），病気行動（illness behavior），病人役割行動（sick role behavior）である（表3-1）。

　健康行動とは，症候のない段階において，自分が健康であると考えている人が健康を維持・向上し，疾病を予防するために行う行動である。例えば，食事の栄養バランスに気をつける，運動をするなどである。

　病気行動は，痛みや不快，身体的な不調など，何らかの自覚症状によって，自分は病気であると感じている人が，病名の確定や援助などを求めて医療機関を受診するなど，適切な治療を見つけようとする行動である。

　この病気行動のさらに進んだものとして，病人役割行動がある。これは，病気であることが確定したことを前提に，専門家の援助を受け，病気から回復しようとする行動である。例えば，医師の指示に従って運動や食事などの生活習慣を改善したり，処方された薬を服用したりする行動である。

1.1. 病気行動

　病気行動について，表3-1の右列のように5段階に分けて示したのが，サッチマン（Suchman, E.）によるモデルである[1]。ここでは，病気行動を時間的経過に従って，①症候体験段階，②病人役割取得段階，③医療ケアとの接触段階，④依存的患者役割段階，⑤回復・リハビリテーション段階という5段階に区分している。

①**症候経験段階**：「どこかが悪い」と何らかの変調を感じとることから始まる。これは，医学的な視点ではなく，日常的な社会生活に何らかの支障が出ているという視点によるものである。これに基づいて，医療的なケアを受けようと考えたり，病気を否定したり，受診を遅らせたりするといった行動がとられる。自己治療などを試みるのもこの段階である。

②**病人役割取得段階**：「自分が病気であり，専門的ケアを必要とする」ということを

表3-1　健康行動と病気行動

健康行動		
病気行動		①症候体験段階
		②病人役割取得段階
		③医療ケアとの接触段階
	病人役割行動	④依存的患者役割段階
		⑤回復・リハビリテーション段階

認識する段階である。自覚症状に基づいて，家族・友人など専門家ではない素人に助言や情報を求めたり，仕事や家事など普段の役割や責務の免除に対する同意と確証を求めたりする。

③**医療ケアとの接触段階**：「専門的な医療ケアを求める」段階であり，初めて受診という形で医療に接触する。ここでは，素人間での病状をめぐる解釈に，専門家からの判定が下される。ただし，個人がその診断を必ずしも受け入れるとは限らず，それを拒絶して他の医療ケアに接触していく場合もある。

④**依存的患者役割段階**：「自己管理を医師に委譲し，処方された治療を受容し従う」ことを決める段階である。この段階で，病者は初めて「患者」になる。「患者」という新しい地位に適応していく過程で，患者－医師関係などさまざまな要因が影響を与えることになる。

⑤**回復・リハビリ段階**：「患者役割を放棄しようとする」段階である。急性疾患の場合には，完治すれば患者は以前の社会的地位や役割に復帰するが，完治の難しい慢性疾患や障害の場合は病気～健康行動のサイクルを繰り返すことになる。

　このモデルは，病気行動の一般的なプロセスを時間的順序に従って示したものであるが，必ずしもすべての人が①から⑤に一方向的に進むわけではない。ある段階で止まったり，前の段階に逆戻りしたりする場合もある。しかし，病気行動のプロセスには，それぞれ異なる意思決定と問題解決を必要とする複数の段階があること，そこには社会文化的要因とともに，主観的知覚，解釈，意思決定といった心理的要因が影響していることを明確にしているという点で重要である。

1.2. 病経験

　病（illness）とは，生物医学的な異常としての疾患（disease）に対し，症状や障害を，それを患う本人や家族の視点から社会心理的側面を含めた生活の中で捉える際に使われる用語である[2]。もともと医療人類学の領域で発展してきた概念で，病の経験（illness experience）は，病む人やその家族などの「主観的な世界」を表すものとされる。つまり，病気の主観的，個別的な側面に着目し，客観的な出来事そのものではなく，それを個人がどのように経験したか（しているのか）を表すものである。前述の病気行動は，外側から観察可能な具体的行動を主に対象とするのに対し，病の経験はその個人が病気をどう捉え，どう感じ，どう意味づけるかという，個人内の目に見えない主観的な世界を扱う。

1.2.1. 病の意味

　医療人類学者のクラインマン（Kleinman, A.）は，患者や家族がある特定の病のエピソードについて抱いている考えのことを「説明モデル（explanatory model）」と呼んだ。例えば，胸の痛みを訴えて受診した患者が「職場で同じ年齢の同僚が胸の痛みを訴えて倒れ，心筋梗塞だったと聞いた。自分も最近急いで動いたときに胸が痛くなることがあるので，急に心配になった」とか，食事療法を指導されている患者が「仕事柄，接待が

多く，断るわけにいかないので，食事や飲酒の制限は難しい」など，自分の病気や治療について，医学的に見れば必ずしも適切ではないかもしれない考えをもっていることがある。

　説明モデルは，論理的で科学的に厳密な説明というよりは，差し迫った生活状況において実際的な行為を正当化するものであり，矛盾があったり，内容が変わったりすることも稀ではない。また，患者や家族自身，はっきりと認識できているとは限らず，言語化して表されないこともしばしばある。しかし，その個人にとって病とはいったい何なのかということについてのこうした患者や家族の説明には，診断や治療を考える上で大きな意味があり，これを無視することは大きな問題を引き起こすことがある。

　こうした説明モデルは，例えば次のような問いに対する患者なりの答えとして表される。

- ・この障害の原因は何か。
- ・なぜ自分がその病に冒されてしまったのか。
- ・なぜちょうどそのときに発症したのか。
- ・どんな経過をたどるのか。
- ・自分の体にどんな影響を及ぼすか。
- ・どんな治療をしてほしいと思っているのか。
- ・自分がこの病と治療についてもっとも恐れているものは何か。

　患者や家族がもつ説明モデルを引き出すことによって，医療者は，その患者の視点や行動を理解し，それを踏まえた説明や治療計画の提案をすることができるようになる。

1.2.2. 患者と医療者の視点のずれ

　前述のような説明モデルは，患者や家族だけがもっているものではなく，実は医療者の側も医療者としての専門的知識や視点に基づいた説明モデルをもっている。しかし，患者の説明モデルと医療者の説明モデルとは，両者の視点が異なるためにしばしば相反することがある。ミシュラー（Mishler, E.G.）は，医師と患者との相互作用を「医学の声（voice of medicine）」と「生活世界の声（voice of life world）」との間の対話場面であるとした [3]。「医学の声」とは専門家である医療者側の説明モデル，「生活世界の声」とは素人である患者や家族側の説明モデルに通じる。ミシュラーは，患者と医師との対話場面において，「医学の声」が，しばしば患者の視点を軽視したり，それどころかそうした視点を許容しなかったりすることによって，「生活世界の声」をかき消してしまうことが非常に頻繁に起こっていると指摘した。とりわけ，父権主義的な患者－医療者関係においては，これが起こりがちである。逆に近年では，インターネットやテレビなどから得た，医学的に誤った情報を信じてしまった患者が，医療者の説明を受け入れられなかったり，健康を害するような治療の選択や行動をとってしまったりすることも問題になっている。

　患者と医療者の間でお互いの説明モデルが対立するような場合には，コミュニケーショ

ンを通じた交渉（negotiation）が必要となる。お互いに相手の説明モデルを理解することで，治療を進めていく上で妨げになり得る問題を解決し，協働して目標に向かうことができる。医療者が，患者や家族の説明モデルを無視したり，頭から否定したりすることは，信頼関係の構築を妨げ，効果的なケアを行う上で不可欠なコミュニケーションの土台を崩してしまう可能性もある。相互理解のためには，まず相手の視点を十分に理解し，患者が何を心配し，何を期待しているのかを確実に知ることが重要である。それによって，自分の説明モデルを相手が理解し，受け入れやすいように伝えることも可能になる。

2. ナラティブとは

2.1. 個人史の崩壊

　病を患うということは，しばしば，それまで普通にできていたことができなくなったり，当たり前だと思って考えたこともなかった自分の将来を失ったりすることでもある。とりわけ慢性疾患の場合には，病気を治して元の生活に戻るというよりも，その病とともに生活していかざるを得なくなる。その人が生きてきた過去から現在までの個人史（biography）とその延長にある未来において，それまでもっていた認識が通用しなくなり，過去と未来を同時に失うことで起こる個人史の崩壊（biographical disruption）こそが，病を患うことの本質であるとされる[4]。

　このように崩壊した個人史を再構築し，失った物語を再構築することは，患者が自らの存在を取り戻し，病とともに生きていく上で重要な作業となる。患者は，自分の病の経験，すなわち自分自身や重要な他者にとって病がもつ意味を個人的な語りとして整理している。これによって，病を患うことに伴って経験したさまざまな出来事やその長期にわたる経過を首尾一貫したものとして理解していく。

2.2. 病の語り

　患者は，自分の病について語ることを通じて，混沌とした体験を筋をもった物語としてまとめ，自らの世界を創り上げ，再構築していく。「病の語り（illness narrative）」は，その患者が語り，またその患者の重要な他者が語りなおす物語である。つまり，病の経験は，語ることと不可分の関係にある。病の語りは，単に病の経験を反映するのではなく，語ることによってさまざまな出来事や経験が取捨選択され，物語を構成する筋書きに従って整理される。こうして物語の形をとることによって，病の意味が逆に生み出され，経験が形づくられていくのである。

　病の物語を創り出したり，語ったりすることは，とりわけ高齢者によく見られる。病の経験は，その人生の物語の筋書きに織り込まれ，人生の浮き沈みの時期を説明したり，教訓を与えたりするものになる。物語化することは，言葉にして語る（言語化する）ことを通じて，混沌としていた経験を整理し，それを自分の存在の一部として受け入れ

ていく過程であり，人間の発達段階の心理・生物学的な変化にとって重要的な役割を果たしている。このような過程において，ケアをする側にとって大切なことは，その人の人生の物語に立ち合い，その解釈が正しいことを認め，その価値を支持することである。

2.3. ナラティブ・アプローチ

ナラティブ（narrative）は，しばしば「語り」「物語」と訳される。もともとの語が合わせもつ「語る」という行為と「語られたもの」という行為の産物の両方の意味が訳語では十分に表せないため，ナラティブというカタカナのまま使われることも多い。ナラティブ・アプローチとは，このような「ナラティブ」という形式を手がかりにして何らかの現実に接近していく方法と定義される[5]。従来の医療では，患者の語る物語は主観的なバイアスのかかった不確かな情報として軽視され，排除されることが多かった。しかし近年では，ナラティブ・ベイスト・メディスン（Narrative-based medicine）など，患者による病の語りに着目し，治療の中で患者の語りを促し助けることを目指した実践も行われるようになっている[6,7]。

このプロセスでは，医療者は，まず患者の病の経験の語りを引き出して傾聴し，それを共有する。その上で医療者側の語りを示し，患者の語りと慎重にすり合わせていくことを通じて，患者と医療者が新しい物語を共有していくことになる。患者と医療者の間で取り交わされる対話は，治療の重要な一部となる。

一方，気をつけなければならないのは，必ずしもすべての患者で多様な経験やその意味が語りなおされ，整理されて一貫した物語ができ上がるわけではないということである。語り尽くせないことや物語の一貫性が成り立たないこともある。医療におけるナラティブ・アプローチとは，そのような事態に直面したとき，語りなおしはいかにして可能なのか，どのような要因がそれに影響しているのか，どのような既成の物語が個別の物語に影響を与えているのか，医療者の物語と患者の物語は相互にどのように影響し合っているのか，こうした視点から病気の成り立ちや回復について検討する方法であり，現在少しずつ研究も進んでいる。

2.4. 病の語りの共有

病を得たとき，人は初めてその病の意味，その病が抱えるさまざまな問題について考えることになる。以前から，患者やその家族による病の体験記，闘病記は数多く出版されてきたが，インターネットの発達により，患者個人が自分の病の体験，語りをより自由に発信し，他の人々と共有することが容易になってきた。

このような中，患者の語りを共有し，その病を理解するための活動として，患者が自らの病の体験を語ったビデオ映像や音声をデータとして集積し，公開する活動が英国を中心に始まった。ここでつくられたのが，ディペックス（DIPEx：Database of Individual Patient Experiences の頭文字）と呼ばれるデータベースである（http://www.healthtalk.org/）。日本においても同様の試みが進められてきており，DIPEx-Japan（https://www.dipex-j.org/）として公開されてきた。個人のホームページやブログとは異なり，医療

や社会学，心理学などの専門家によってデータがチェックされ，情報の質が担保されていること，語りが患者行動の段階やよく直面する問題など内容によって分類され，検索できるようになっていることなどの特徴をもつ。がん，糖尿病，うつ病などをはじめとして，さまざまな病気に関する患者の体験が，動画や音声ファイルとしてインターネット上に公開されており，英国においては信頼できる医療情報源として患者に利用されているだけでなく，医学教育などにも活用されている。

3.　相互理解のためのコミュニケーションスキル

　以上のように，患者と医療者はしばしば異なる視点をもっており，相手の視点を理解しようとすることがコミュニケーションの第一歩となる。このために重要なのが，相手の話を聴くことである。

　ここで言う「聴く」ことは，「聞く」と何が違うのだろうか。英語では，「聞く ＝ hear」「聴く ＝ listen」が当てられる。特に注意を払っていないけれど自然と耳に入ってくる状態である「聞く」に対して，相手の方に意識を向けて注意深く聴いている状態が「聴く」であるとされる。以下では，「聴く」ためのスキルを見ていこう。

3.1.　積極的傾聴

　相手の話を聴くとき，それについて評価や批判，誘導などをせず，相手の思いや考えをそのままに受け止める聴き方を傾聴という。米国の心理学者であり，来談者中心療法を提唱したロジャーズ（Rogers, C.）は，カウンセリングにおける聴き手の積極的傾聴（active listening）の重要性を強調している。その三原則が，共感的理解，無条件の肯定的関心，自己一致である。

①**共感的理解**（empathy）：相手の話を聴く際，相手の立場になって，相手の気持ちに共感しながら理解しようとする。
②**無条件の肯定的関心**（unconditional positive regard）：相手の話を善悪や好き嫌いの評価をせずに聴く。相手の話が反社会的な内容であっても，初めから否定することなく，なぜそう考えるようになったのかという背景に肯定的な関心をもって聴く。
③**自己一致**（congruence）：聴き手も自分の気持ちを大切にし，相手に対しても自分に対しても真摯な態度で聴く。話が分かりにくいときは，そのまま流すのではなく，分かりにくいことを伝えて聴きなおして確認する。

　逆に，相手の話を聴いているときに，自分の中で自分自身の思いや考え，関連する記憶や経験，解釈や意見などが生じてきて，相手の話を聴くことを妨げてしまうことがある。これを**心理的ブロッキング**と呼ぶ。

3.2.1.非言語的な傾聴

①座り方

　話を聴くことは，まずそのための環境を整えるところから始まる。座席の位置や距離は，話すときの姿勢や視線にも影響する。一般に，机の角を挟んで90度の角度に座り，相手に体を向ける形が，対話がしやすいとされている。また，カウンターで並んで座るときのように，机の同じ辺に，お互いの方に少し体を向けて座る方法もある。

②相手に合わせること

　第1章で学んだように，アイコンタクト，うなずき，表情，身振りなどの非言語的コミュニケーション，話す速度や声の大きさ，イントネーションなどの準言語的コミュニケーションは，信頼関係を構築する上で大きな影響をもつ。一般に，人は自分と似ている相手に対して安心感や好意をもちやすく，話しやすいと感じる傾向がある。ここから，ミラーリングと呼ばれるように，自分の動作や表情を鏡に映したように相手と同調させることも1つの方法である。例えば，話している相手の表情に合わせた表情をしたり，足を組む，身を乗り出すなど相手と同じ姿勢をとったりすることである。

　同じように，話し方についてもペーシングと呼ばれる，話す速度や声の大きさなど相手に息を合わせて話す方法がある。相手が小さな声で静かに話しているときは自分も静かに話し，テンポよく感情豊かに話す相手には自分も同じようなテンポで話すなどである。

③間と沈黙

　間の取り方や沈黙の使い方も重要である。相手が黙ってしまうと，居心地が悪くなり，何か言わなければと焦ってしまいがちだが，少々の沈黙は話す側にとっては，次に言いたいことをまとめていたり，前に話したことを反芻していたりするなど，必要な時間であることもある。あえてそのまま少し待つことで，話の続きや話すことを迷っていた話題が語り出される可能性もある。

3.2.2.言語的な傾聴

①相槌

　相手の話に合った相槌，繰り返しやパラフレーズ（言い替え）は，相手の話を聴いていること，受け止めたことを示す重要な傾聴のスキルである。相槌も常に「はい」「そうですか」だけでは単調で事務的な印象になったり，「はいはいはい」などと重ねたり，相手の言葉尻にかぶせたりすると，急かされたように感じて逆効果となることもある。ペーシングで述べたように，相手と息を合わせるように感情を込めて使うとともに，いくつか表現のバリエーションをもっておくことも必要である。

②バックトラッキング

　相手の言葉を繰り返したり，言い替えたりして返すことでも聴いていることを伝えられる。特に，相手の言ったことを単にオウム返しにするのではなく，キーワードを見つけ，そこに焦点を当てて返すとよい（バックトラッキング）。場合によっては，要約

して言い替えたり，読み取れた感情に焦点を当てたりすることも有効である。それによって，相手は自分の話がよく理解され，受け入れられていると感じることができる。

③要約

　例えば，話が長くなってきた場合に，これまで聞いたところを要約して確認することで，患者の話をきちんと受け止め，理解したということを伝えることができる。これは，同じ話が繰り返されたり，話が前後したり，横道にそれているようなときにも有効である。その上で，「他に何か？」と聞いていくことで，抱えている問題を洗い出していくことにもつながる。

3.3.　質問のスキル

　傾聴に加えて，適切な質問は，相手がもっている情報，思いや考え，希望などを引き出すための重要なスキルである。一般的に，質問は，その形式から開放型質問と閉鎖型質問の大きく2つに分類される。

3.3.1.開放型質問

　開放型（open-ended）質問は，聞かれた側が比較的自由に答えることのできる質問である。「調子はいかがですか？」「その後，痛みはどうなりましたか？」「何か思い当たる原因はありますか？」などのように，それについて患者が自分の言葉で話したいことを話すことができる。これによって，話を聴いてもらえたという感覚につながりやすいとされる。また，聴く側が想定していなかったことも含め，比較的幅広い情報がとれるという利点もある。

　一方で，質問が大きすぎて話しにくかったり，相手が話をまとめることに不慣れだったりすると，何を話していいのか分からず，戸惑ってしまうこともある。そのような場合には，質問を少し小さい段階に分けたり，選択肢や例を示したりするなど，焦点を絞って答えやすくすることも必要となる。開放型質問とは，答える側が自由な形で答えられる質問であり，聴く側も何を聴きたいのか分からないまま漠然と尋ねる質問のことではない。「何でもいいので話してください」では，本当に聴きたいことが引き出せるとは限らないし，尋ねられた側も困ってしまう。

　また，逆に話好きな患者などの場合，話が冗長になり，時間がかかりすぎることもある。前述の聴くスキルにも含まれるが，要約を挟んで話を整理するなど，話の軌道修正を行っていくことも場合によっては必要である。

3.3.2.閉鎖型質問

　閉鎖型（Closed-ended）質問とは，答えが「はい」「いいえ」や一言に限定されるような形の質問である。「熱は下がりましたか？」「咳は出ますか？」「薬は飲んでいますか？」など，医療場面では非常によく用いられる。閉鎖型質問の利点は，特定の情報を効率よく得られることである。

　特に，医療場面では，しばしば「症状がない」こと（陰性症状）を確認する必要があるが，これは「何かありませんか？」のような開放型質問で尋ねても，「ない」症状なので患者から自発的には出てきにくい。しかし，患者が関係ないと思っていたり，重

要ではないと思っていたりして言わないだけで，出てこないから本当に「ない」とは限らない。このようなことは，医療者側から閉鎖型質問で聴き，確実に明らかにすべきことである。逆に，心理的社会的な背景などに関する情報は，閉鎖型の質問ではなかなか得にくいことが多い。

3.3.3. 順序を工夫する

開放型質問，閉鎖型質問はそれぞれ長所，短所があることから，その特性を理解して，うまく組み合わせて用いることが重要である。一般的には，閉鎖型質問を診察の最初から使いすぎると，患者の「語りたいこと」を阻害してしまう可能性がある。話の初めは開放型質問で患者に自由に話してもらい，後半に医療者の視点から必要な情報を閉鎖型の質問を組み合わせて引き出していくことが推奨されている。

また，話を聴くときは答えやすそうな質問から始め，相手が話し慣れてきたところで，核心の質問に移った方が答えを得やすいことがある。特に初対面や関係が浅い場合には，最初の質問は，相手との信頼関係やその場の雰囲気を構築する上で重要な影響をもつ。必ずしも病気の話から入るのではなく，相手によって工夫してみるのも一案である。例えば，小児科などで子どもと話す際，まず年齢や学年など確実に答えられそうなことから会話を始めると，その後の症状などに関する質問についても自分で答えてもらいやすいとも言われている。

3.3.4. 話を促し明確にする質問

適切な質問は，話を促し，必要な情報をきちんと集めていく上でも重要である。患者の「少し前から」「たまに」といった曖昧な表現については聴きなおして，その経過や頻度を明確にし，診断や治療を考えていく上できちんと使える情報に変えていく必要がある。

また，ある程度，話が進んだところや診察の最後などで，これまでの話を要約し，「他にまだお聴きしていないことや気になっていることはありませんか？」など，問題の洗い出しをしておくことは，お互いの理解を確認し，共有していく上で重要である。これは，ドアノブコメントと呼ばれる，診察が終わりかけたところで（席を立って診察室のドアに手をかけながら），患者さんが「そういえば，先生・・・」と新たな心配事や相談をもち出して，診察が逆戻りするような事態を防ぐためにも役に立つとされる[8]。

3.3.5. 注意すべき質問

「どうしてできなかったんですか？」「なぜすぐ受診しなかったんですか？」など，一見すると質問の形をとっているが，実は本当に伝えたいメッセージは別にある「質問」がある。いわゆる「反語表現」であり，その含意は「どうしてできなかったんですか？」＝「やるべきだったのに」「なぜすぐ受診しなかったんですか？」＝「すぐに受診すればよかったのに」という相手に対する批判や非難である。これに対する答えは，たいてい「申し訳ありません」「すみません，でも・・・」といった謝罪や言い訳になりがちで，相手の話を引き出すどころか，話の糸口を閉ざしてしまいかねない。

一方，十分に説明した後での患者からの「どうしても入院しないとだめなんですか？」や「この検査は本当に必要なんですか？」といった質問にも，入院や検査の必要性その

ものについての情報提供を求めているのではなく，別の意図が隠れていることがある。例えば，すぐには入院できない仕事や家庭の状況や，検査に対する不安など，医療者に対して直接言いにくいことが，このような質問の形をとって出てくる場合である。そのような場合には，質問に対してもう一度説明を繰り返すよりも，その質問の意図を探るために「入院（検査）について何かご心配なことがありますか？」「何か気になることがあるのですか？」など開かれた質問で返すと，本当に話したかった内容が出てくることもある。

4. まとめ

　コミュニケーションは，送り手と受け手との間でメッセージをやりとりし，意味を共有していくプロセスである。本章では主に，受け手側として，相手からのメッセージの発信を促し，うまく受け取るためのコミュニケーションスキルについて学んだ。また，主に患者と医療者との視点の違いや，患者の側の多様性について述べたが，医療者同士のコミュニケーションにおいても，職種や専門性による視点の違いにより，同様のことが言える。これについては第6章であらためて見ていく。

 課題

❶ 説明モデルとは何か，医療者がそれを理解することにどのような意味があるのか，自分の言葉でまとめてみよう。
❷ DIPEx-Japan のウェブサイトに公開されている患者の語りを実際に視聴し，このような事業の意義について考えてみよう。
❸ 本章で学んだ相手の話を聴くためのスキルから，すでに実践していること，これから取り入れられそうなことなど，自分の普段のコミュニケーションを振り返ってみよう。

引用文献

1. 進藤雄三 . 医療の社会学 : 世界思想社 ; 1990.
2. 江口重幸，五木田紳，上野豪志 . 病いの語り : 慢性の病いをめぐる臨床人類学 : 誠信書房 ; 1996.
3. Mishler EG. The Discourse of Medicine: Dialectics of Medical Interviews: Ablex Publishing Corporation; 1984.
4. Bury M. Chronic illness as biographical disruption. Sociology of Health & Illness. 1982; 4(2): 167-82.
5. 野口裕二 . ナラティブ・アプローチ : 勁草書房 ; 2009.
6. 齋藤清二，岸本寛史 . ナラティブ・ベイスト・メディスン : 臨床における物語りと対話 : 金剛出版 ; 2001.
7. 斎藤清二，岸本寛史 . ナラティブ・ベイスト・メディスンの実践 : 金剛出版 ; 2003.
8. White J, Levinson W, Roter D. Oh, by the Way ... - the Closing Moments of the Medical Visit. Journal of General Internal Medicine. 1994; 9(1): 24-8.

参考文献（さらに学びたい人のために）

1. 江口重幸, 五木田紳, 上野豪志. 病いの語り：慢性の病いをめぐる臨床人類学：誠信書房；1996.

2. 野口裕二. ナラティブ・アプローチ：勁草書房；2009.

3. 齋藤清二, 岸本寛史. ナラティブ・ベイスト・メディスン：臨床における物語りと対話：金剛出版；2001.

4. 尾藤誠司. 医師と患者はなぜすれ違うのか：医学書院；2007.

第4章

情報提供のための
コミュニケーション

　医師による検査結果の説明，看護師からの自宅での療養に関する注意点の説明，薬の飲み方や副作用についての薬剤師による説明，食事療法に関する管理栄養士からの説明など，保健医療においては，保健医療専門職から患者や家族に対して情報提供を行う場面が数多くある。また，インフォームド・コンセントの文書，薬の説明書，予防や検診受診に関するパンフレットなど，多くの文書が情報提供のために使われる。情報提供は，それを受け取った相手が，その内容を十分に理解できて初めて意味があるものとなる。そのためにはどのようなことに気をつける必要があるだろうか。

📖 **本章で学ぶこと**

・分かりやすさ，読みやすさとは何か，その重要性を知る。
・健康や医療に関する情報の収集や理解，活用における患者や市民の多様性を理解する。
・分かりやすい説明，読みやすい文書の作成のためには，どのようなことに注意すればよいかを考える。

💡 **本章のキーワード**

リーダビリティ，処理流暢性，ヘルスリテラシー

1. 文書の見やすさ，読みやすさ

1.1. リーダビリティ

リーダビリティ（可読性）とは，その文章を読んで理解するために必要な能力の程度である。英語では，センテンスの長さ（単語数）の平均値や単語の長さ（音節数）の平均値に基づいて，文章のリーダビリティを測定し，「○年生レベル」などのように自動的に評価するツールが早くから開発されてきた。医療文書の分析にも用いられ，例えば，米国の医科大学倫理審査委員会が示しているインフォームド・コンセントの説明文書の雛型が，高度な読解力を要するものになっていることが問題として指摘されてきた[1]。

一方，日本語は単語の境界判別の難しさなどもあり，リーダビリティの測定はなかなか進んでこなかった。2016年に「日本語文章難易度判別システム正式版」（http://jreadability.net/）が公開されてから，少しずつ研究などにも用いられるようになっている。

1.2. 読みやすさの影響

見やすさや読みやすさなど，提示された情報に対して受け手がもつ処理の容易さを，処理流暢性（Processing Fluency）という[2]。情報の内容そのものだけでなく，この処理流暢性が，提示された情報に対する受け手の態度や意思決定に影響を与えることが示唆されてきた。例えば，インフォームド・コンセントの説明文書の表現を分かりやすく改善することにより，読み手の理解度だけでなく，安心感，満足感の評価が高くなることが報告されている[3]。逆に，処理流暢性が低い場合，すなわち提示された情報が見にくく読みにくいと，受け手はその情報に書かれている行動をとらない可能性が高くなる。

文書による説明は，記録に残り，後から読み返すことができるという長所がある一方，個々の相手の理解度や状況に合わせてすぐに変化させることができないという短所もある。より効果的な文書でのコミュニケーションについては，第7章でも扱う。

1.3. 文書の分かりやすさの評価

患者，市民向けの文書の適切さを評価するツールとして，米国では，Suitability Assessment of Materials instrument（SAM）[4]，Clear Communication Index（CCI）[5]（www.cdc.gov/ccindex/），Patient Education Materials Assessment Tool（PEMAT）[6]（www.ahrq.gov/health-literacy/patient-education/pemat.html）などが開発され，用いられてきた。

SAM，CCI，PEMATについては日本語版も作成されている。例えば，SAMは表4－1のような項目からなっており，この評価点が高いほど，実際に分かりやすいと評価されている[7]。健康医療情報に関する一般向けの文書を作成する際には，こうした点に注意を払いたい。

表4－1　日本語版 Suitability Assessment of Materials instrument（SAM）

1　内容
(a) 目的：タイトルまたはイントロダクションに文書の目的が書かれているか
(b) 内容：問題解決のためにとるべき行動・活動が書かれているか
(c) 範囲：不要な情報がないか／情報量が多すぎないか
(d) 情報不足：知りたい情報が書かれているか
(e) まとめ・要約：文書の最後にまとめや要約があるか

2　分かりやすさ
(a) 文章のリーダビリティ：文章が読みやすいか
(b) 文体：語り口調・能動態で書かれているか
(c) 語彙：語彙が難しすぎないか
(d) 文構成：新しい情報の前に内容が提示されているか
(e) 先行オーガナイザー：見出しやこれから書かれる内容の大枠についての簡単な説明があるか

3　見やすさ
A 図表やイラスト（イラスト・リスト・表・図・グラフなど）
(a) 表紙の図表やイラスト：親しみやすい，関心を引く，目的が明確に表されているか
(b) 図表やイラストの種類：簡潔で読み手になじみがあるか
(c) 図表やイラストと内容の関連性：重要なポイントだけを視覚的に表現しているか
(d) 図表やイラストの指示・説明：図表やイラストの意味や見方についての指示や説明があるか
(e) 図表やイラストのタイトル：図表やイラストの内容を示すタイトルがあるか
B レイアウトと活字
(a) レイアウト：適切か
(b) 活字の種類：大きさや種類が適切か
(c) 情報のまとまり・小見出し：情報が小さく分けられそれに見出しがついているか

4　読み手の認知感情面への配慮
(a) 文章や図表のイラストのインターアクション：情報が一方的に伝えられるのではなく，読み手が問題を解いたり質問に答えたりすることが求められているか
(b) 望ましい行動パターン・モデル：モデルとして示されているか
(c) 動機づけ：読んで理解できる気がするか。望ましい行動や活動が自分にできる気がするか
(d) 読み手の不安感への配慮：読み手の不安感を過度に増していないか
(e) 読み手への姿勢・態度：読み手を一人の人間として尊重する姿勢や態度が感じられる表現か

2.　対面での説明

　医療法第1条の4第2項では，「医師，歯科医師，薬剤師，看護師その他の医療の担い手は，医療を提供するに当たり，適切な説明を行い，医療を受ける者の理解を得るよう努めなければならない」と定めている。医療者の説明義務違反は，しばしば医療訴訟の争点になっており，「十分な説明がなかった」ことは，患者相談窓口等に寄せられる

患者・家族からの苦情にもしばしば見られる。医療者側が説明したつもりでも，患者が理解できていなかった場合，後に「説明されていない」として，医療訴訟が起きた場合の争点となることがある[8]。例えば，専門用語を多用した説明，相手に聞く準備ができていない状態での説明などである。コミュニケーションは，相手に受け取られて初めて成立する。受け手が理解しやすい説明の仕方を工夫するとともに，意図した通りに受け取られているかを確認することが重要である。

　診断や検査結果などについて患者に説明をする際のプロセスとして，6つのステップに分けて示したものがある[9, 10]。

①問題に対する患者の現時点での理解を引き出す：説明をするとなると，こちらが情報をどう伝えるかということにばかり一生懸命になってしまいがちだが，まずは相手の状況を知ることが大切である。相手がもっている知識，期待，心配事などによって，適切な説明も変わってくるからである。

②中心的なメッセージを伝える：診断などについて，まずは簡潔明瞭に伝える。特に深刻な状況の場合は，患者は非常に強い不安を感じているため，情報量はできるだけ少なく，明瞭に伝えなければ，理解し記憶することが難しい。この段階では，「あなたは糖尿病です」「残念ながら大腸にがんが見つかりました。深刻な状態ではありますが，手立てはいろいろありますので，どうするのがよいか一緒に考えていきましょう」など，1，2文にとどめておく。

③患者の情緒的な反応に対応する：悪い知らせの場合は特にそうであるが，患者が泣く，怒る，恐怖や不安を示す，沈黙するなど，さまざまな感情を表すことがある。こうした感情を受け入れ，患者がどんな不安や思いを抱えているのかを引き出すことで，信頼関係をつくるだけでなく，説明の効率を高めることにもつながる。このような医療者側の態度が，信頼関係の構築にも大きく影響する。一般に，信頼している相手からの説明や助言は受け入れられやすいため，非常に重要である。

④その病気についての知識について尋ねる：現時点で，患者がその検査や疾患についてどの程度知っているのか，どんな理解や誤解をしているのかを確認する。それに基づいて説明や提案を行うことで，誤解があれば訂正する，すでに理解していることについては簡単に済ませて，気になっていることについての説明に時間を割くなど，必要に応じた情報を提供することができ，同じ時間でより効果的な説明を行うことが可能になる。

⑤詳細な説明を行う：ここまでのやりとりに基づいて，より詳細な説明を行う。分かりやすい説明のためのいくつかの具体的なコミュニケーションスキルについては，後の節で示す。

⑥患者の理解を確認するため復唱してもらう：医療者の説明を患者が理解したかどうかは，実際に患者から分かったことを話してもらってみないと分からないことが多い。「分かりましたか？」と尋ねると多くの場合，患者は分からなくても「はい」と答え，「質問はありませんか？」と聞かれると「いいえ」と答えてしまうことが

知られている。分かったことを患者から話し返してもらうことで，誤解や漏れがあれば再度伝えなおすことができる。

3. 保健医療情報の多様化とヘルスリテラシー

　人々が自分の健康を主体的に管理し，健康や医療に関するさまざまな意思決定に積極的に関わることが求められる社会においては，まずその人にとって必要な情報が十分に得られていることが重要な前提となる。これまで，医療や健康に関する情報の主要な情報源は，医師をはじめとする保健医療専門職であることが多かった。しかし，最近ではテレビなどのマスメディアによる報道の増加やインターネットの急速な普及に伴い，さまざまな情報源からの情報が患者・市民にも入手可能になっている。また，第10章で見るように，ホームページ，ブログ，ツイッターなどインターネットを通じて，専門家ではない市民や患者・家族が，病気や医療に関する情報や意見を自由に発信することも容易になってきた。同時にこれは，医学的に正しくない，健康を害する可能性のある情報も含め，必ずしも質の保証されていない情報が多く流布し，混在する状況を生じさせている。

　こうした中で，信頼できる情報，自分にとって有用な情報を見分け，活用していくための力が重要視され，注目を集めるようになってきたのが，ヘルスリテラシーという概念である。1990年代後半から特に米国を中心に関心が高まり，研究が行われるようになってきた。近年，国内でも急速に認知され始めている。

3.1. ヘルスリテラシーとは

　ヘルスリテラシーとは，文字通りの，健康（health）に関連した読み書き能力（literacy）という意味から始まり，より広く健康や医療に関する情報を探し，理解し，活用する力を意味するようになっている。広く引用されてきた定義としては，WHOによる「健康の維持・増進のために情報にアクセスし，理解，活用する動機や能力を決定する認知的，社会的スキル」[11]や，米国の「Healthy People 2010」における「個人が，健康課題に対して適切に判断を行うために，必要となる基本的な健康情報やサービスを獲得，処理，理解する能力」[12]がある。いずれにおいても，ヘルスリテラシーとは，健康や病気についての単なる知識や理解だけではなく，自分に必要な情報を収集し，活用することのできる能力であり，自分の健康の管理，治療の過程に主体的に参加していくための前提として考えられている。

　このヘルスリテラシーの概念を提唱したナットビーム（Nutbeam, D.）は，リテラシーには以下の3つのレベルがあるとし，これに基づく3つのレベルのヘルスリテラシーのモデルを提唱した[13]。

　・**基礎的・機能的リテラシー**（basic / functional literacy）：日常生活場面で効果的に機

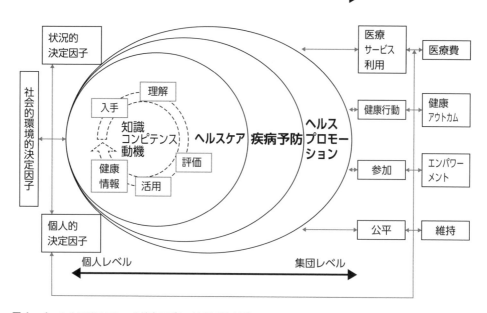

図4－1 ヘルスリテラシーの統合モデル（文献15より）

能するための読み書きの基本的なスキル。

・**伝達的・相互作用的リテラシー**（communicative / interactive literacy）：より高度な認知および読み書きのスキルであり，社会的スキルとともに，日常的な活動に活発に参加し，さまざまな形のコミュニケーションから情報を入手したり意味を引き出したりし，新しい情報を変化していく環境へ適用するために利用される。

・**批判的リテラシー**（critical literacy）：より高度な認知的スキルであり，社会的スキルとともに，情報を批判的に分析し，その情報を生活上の出来事や状況をよりコントロールするために利用される。

　さらに近年では，これまでのヘルスリテラシーに関する文献のレビューに基づいた，ヘルスリテラシーの統合モデル（**図4－1**）が提唱されている。ここでは，ヘルスリテラシーをより幅広く，「健康情報を入手し，理解し，評価し，活用するための知識，意欲，能力であり，それによって，日常生活におけるヘルスケア，疾病予防，ヘルスプロモーションについて判断したり意思決定をしたりして，生涯を通じて生活の質を維持・向上させることができるもの」とさらに幅広い概念として定義している [14]。

3.2. ヘルスリテラシーの問題と影響

　米国の健康施策である Health People では，ヘルスコミュニケーション領域において，「コミュニケーション方略と情報技術を活用して，集団の健康と医療の質を向上させ，健康の公平を実現すること」を掲げている。そのための具体的な目標の1つに挙げられているのが，ヘルスリテラシーの向上である。

ヘルスリテラシーと健康との関連については，これまで多くの実証研究が行われてきた[15]。これまで，米国を中心とした研究によって，ヘルスリテラシーが病気に対する理解や服薬アドヒアランス，慢性疾患の自己管理の悪さなど，本人の健康行動や健康状態に関連すること，さらには，経済的コストや健康格差，社会的不平等の拡大につながることが指摘されてきた。例えば，ヘルスリテラシーが十分でない人について，以下のようなことなどが知られている。

・病気や健康に対する理解や知識が低い。
・健康管理行動やセルフケアが悪く，予防的な保健医療サービスの利用が少ない。
・入院や救急医療サービスを利用する割合が高く，保健医療費の増加に関連している。
・病気や治療に関する情報源が限定され，医療における意思決定への参加希望が低く，家族や専門家に意思決定を依存しがちである。
・服薬の指示を守らないなど治療へのアドヒアランスが低い。
・健康状態が悪い。

　識字率が高く，国民のほとんどが日本語を母国語とする日本においても，ヘルスリテラシーは必ずしも高くないことが指摘され，いくつかの研究で上記と同様の傾向が示されてきた[15]。また近年では，在留外国人が増える中で，医療現場において，日本語を母語としない患者，日本語だけでなく英語も通じない患者など，基本的リテラシーが十分でない患者に対応する必要のある場面も増えている。

3.3. ヘルスリテラシーに着目した取り組みの必要性

　ヘルスリテラシーを高めることは，ヘルスプロモーションで言われるエンパワーメント，すなわち人々が自分の健康に影響する意思決定や行動をよりコントロールできるようになる過程につながると考えられる。また，人々の生活習慣や生活状況の改善を通じて，個人だけでなく地域社会全体の健康の改善につながる点でも重要な能力と考えられており，健康や病気に関する行動に大きな影響をもつ概念として注目されている。
　日本においても，2015年に厚生労働省から出された「保健医療2035」の中で，「自ら受けるサービスを主体的に選択できる」「人々が健康になれる社会環境を作り，ライフスタイルを支える」ようにするために，さまざまな年代や場面を対象として，ヘルスリテラシーを身につけるための支援をすることが言及されている。
　一方，ヘルスリテラシーは，単なる個人のスキルの問題ではなく，その個人が生活する人間関係や社会環境の中で決まる。すなわち，個人のヘルスリテラシーが低くても，サポートしてくれる家族，分かりやすく説明できる保健医療専門職，利用しやすい保健医療サービスが周囲にあれば，ヘルスリテラシーの低さによる問題は起きにくいということである。そのような社会においては，個人のヘルスリテラシーの低さが，健康状態や健康関連行動の悪さに直結しにくくなり，健康の不平等の縮小にもつながると考えられる。

このような視点から見ると，ヘルスコミュニケーションを向上させていくためには，情報の「受け手」である患者や市民などの保健医療の利用者，「送り手」である保健医療専門職などの保健医療の提供者，情報を媒介するメディア，さらにそのコミュニケーションのコンテクストを形づくっている保健医療システムや制度のすべてに着目していくことが必要である。

4. 情報提供のためのコミュニケーションスキル

　では，ヘルスリテラシーの観点も踏まえ，保健医療専門職として，患者や市民に対してより効果的に情報を提供し，コミュニケーションを図るためにどのようなことに注意すべきだろうか。

4.1. ヘルスリテラシーの評価

　まず，自分が情報提供をする，コミュニケーションをとる相手のヘルスリテラシーの程度を把握することによって，診療場面におけるコミュニケーションや疾患管理・健康管理上の潜在的な障害について，よりよく理解できる可能性がある。これまで，医療者が担当患者のヘルスリテラシーを必ずしも正しく把握していないことが指摘されてきた。あらかじめ相手のヘルスリテラシーをきちんと把握することによって，それに合わせたより効果的な情報提供やコミュニケーションが可能になる。ヘルスリテラシーを測定するためのツールは主に英語で開発されてきたが，日本語で信頼性・妥当性の確認されたツールも複数あり，対象者や用途に合わせて活用することができる[15]。例えば，患者を対象としたものとして**表4−2**がある。

4.2. 医療者側のコミュニケーションスキル

　情報の受け手（患者や市民）側のヘルスリテラシーが低かったとしても，その人が利用しやすいような形で，健康や病気，保健医療サービスなどに関する情報を提供することも重要となる。つまり，保健医療専門職や各分野の専門家，メディアなど保健医療に関する情報を提供する側のコミュニケーション能力を上げることで，患者や市民など情報の受け手側に対するヘルスリテラシーの要求レベルを全体として下げるということである。

　ヘルスリテラシーの十分でない患者や家族に説明を行う際に気をつけるべきポイントとして，以下のようなことが指摘されている[17, 18]。

①**アイコンタクトをとる**：面接を通して適切なアイコンタクトをとる。信頼関係を築く上で重要であるだけでなく，患者が理解しているか，表情や反応を見るためにも有効である。
②**傾聴する**：できるだけ患者の話を遮らないようにする。患者がもち出した話題や質

表4－2　慢性疾患患者を対象としたヘルスリテラシー尺度

> あなたは，**この1年間に**，病院や薬局からもらう説明書やパンフレットなどを読む際，次のようなことがありましたか。
>
> 【選択肢：1（全くなかった），2（あまりなかった），3（時々あった），4（よくあった）】
>
> 1）字が細かくて，読みにくい（メガネなどをかけた状態でも）。
>
> 2）読めない漢字や知らない言葉がある。
>
> 3）内容が難しくて分かりにくい。
>
> 4）読むのに時間がかかる。
>
> 5）誰かに代わりに読んで教えてもらう。
>
> **○○（疾患名）と診断されてから**，**○○（疾患名）やその治療・健康法に関すること**について，以下のようなことをしましたか。
>
> 6）いろいろなところから知識や情報を集めた。
>
> 7）たくさんある知識や情報から，自分の求めるものを選び出した。
>
> 8）自分が見聞きした知識や情報を，理解できた。
>
> 9）病気についての自分の気持ちや考えを，医師や身近な人に伝えた。
>
> 10）見聞きした知識や情報をもとに，実際に生活を変えてみた。
>
> 11）見聞きした知識や情報が，自分にもあてはまるかどうか考えた。
>
> 12）見聞きした知識や情報の信頼性に疑問をもった。
>
> 13）見聞きした知識や情報が正しいかどうか聞いたり，調べたりした。
>
> 14）病院や治療法などを自分で決めるために調べた。

（文献16より）

問に注意を払い，返答する。具体的なスキルについては，第3章の通りである。

③**日常用語を用いる**：専門用語を使用しない。患者が自分の症状などを言い表すのに使った言葉を書き留めて，会話の中でその言葉を使う。

④**ゆっくり話す**：早口にならないようにし，はっきりと話す。患者の話す速さや声の大きさなどに合わせるとよい。

⑤**内容を絞り，繰り返す**：説明しなければならないことがたくさんある場合でも，優先順位をつけ，情報を3～5程度の重要なポイントに絞る。あまり多くのことを一度に伝えると，逆にどれも理解できず，覚えられない可能性がある。重要なポイントについては，繰り返して伝える。

⑥**はっきり具体的に伝える**：患者に理解してほしいこと，とってほしい行動を曖昧な表現ではなく具体的に伝える。例えば，「この薬は，1日2回1錠ずつ服用してください」というよりは，「この薬は，毎日朝食後に1錠，夕食後に1錠に飲んでください」と説明するなど。

⑦**視覚的に示す**：図を描く，イラストを使う，3Dモデルを見せるなど，視覚的に示す。図やモデルなどは，詳細な解剖図などではなく，重要なコンセプトだけが示せるようにつくられたシンプルなものがよい（P.52 コラム参照）。

⑧**やって見せる**：運動の動作のやり方などは，言葉で説明するよりもやって見せた方が分かりやすい。

⑨患者からの質問を促す：一般に，患者は疑問や不満があっても，それを特に医師に直接向けることは少ないと言われている。質問がないのは，聞きたいことがないからとは限らない。医療者の側から小まめに分からないことはないか確認し，質問や意見を促すことが重要である。また，その場では何も言わなくても，後で看護師など他の医療職に尋ねたり，受付などで不満を漏らしたりする可能性などもある。他の医療者と連携し，情報が共有されるようにしておくとよい。

⑩患者の理解を確認するためにティーチバックを用いる：「分かりましたか？」と尋ねると，多くの患者さんはたとえ分かっていなくても「はい」と答えてしまうと言われている。理解してもらえたか確実に確認しておきたい重要なポイントについては，「私がきちんとお伝えできたか確認したいので，ここまでで分かったことを話してみていただけますか？」「ご自宅に帰ったら，ご家族に病院で何と言われたと話しますか？」など，自分が説明したことを患者に説明し返してもらって確認するのがティーチバックである。これによって，誤解があれば見つけやすく，本当に分かってもらえたかも確認できる。

　ただし，くれぐれも患者の理解を試そうという態度ではなく，自分の説明が分かりにくくなかったか確認したいという気持ちで使うことが重要である。場合によっては，直接ではなく，チームの他の医療者から「先ほど先生からどんな説明がありましたか？」などと確認してもらう方法もあるだろう。

⑪重要な指示は紙に書いて渡す：書面での情報は，患者が後で何度でも読み返すことができるだけでなく，家族などと共有できるというメリットがある。また，再度説明を求められたときも，それを利用して話をすることができる。

⑫役に立ちそうな患者向けの教材を渡す：よくある検査や疾患についての分かりやすい患者向けの教材があるか確認しておき，利用できるものは利用する。また，インターネットを利用する患者であれば，医療者として推奨できる，きちんとした情報に基づいてつくられたサイトを紹介しておくことで，不確かなサイトや情報に振り回されるのを防げる可能性がある。

4.3.　ヘルスリテラシー向上のための教育

　合わせて，長期的には，情報の受け手側のヘルスリテラシーを向上させるような働きかけも考えていく必要がある。いわゆる「患者教育」の場合，疾患に特異的な知識や疾患管理の方法が中心となるため，実際にその疾患の患者になってから始まることが多かった。一方，ヘルスリテラシーは，疾患を超えて，共通に使うことのできるスキルであり，病気になる前，健康なうちに身につけることのできるスキルであると考えられる。このため，学校，職場，地域などにおいて，それぞれの発達段階や健康課題に応じたヘルスリテラシーの教育を行っていくことも重要だろう。そのような取り組みも少しずつ始まっている[15]。

　ヘルスリテラシーは，生涯にわたって個人のもつ資源になると同時に，集団として社会全体のヘルスリテラシーを上げることにもつながると考えられる。近年，医療崩壊

の背景として，"モンスターペイシェント"，"コンビニ受診"など患者による医療への不適切な期待や利用が問題として挙げられている。ヘルスリテラシーの教育を通じて賢い保健医療サービスの利用者を育てることは，こうした問題の解決にもつながる可能性がある。

5. まとめ

　患者と医療者との間での情報の共有は，意思決定を共有し，協働していくための核となる。説明，情報提供は，医療におけるコミュニケーションの主要な目的の１つである。テレビなどのマスメディア，インターネットなど，保健医療に関する情報が増大し，その情報源が多様化する中で，自分に必要な情報を収集し正しく活用することのできる力をもっているかどうかが，健康そのものに影響する状況になっている。医療場面でのコミュニケーションも，その外側のさまざまな情報のコミュニケーションと密接に関わっていることを踏まえつつ，受け手に合わせた情報共有をしていくことが重要である。

🚩 課 題

❶ 患者や市民向けの病気や健康に関する教材，医療機関で使われている説明文書を探し，本章で学んだことをもとにその読みやすさ，分かりやすさについて考えてみよう。何か改善できそうな点があるだろうか。

❷ ヘルスリテラシーとは何か，小学生に分かるように説明してみよう。

❸ ヘルスリテラシーによる問題が起きている場面や状況を１つ挙げ，それを改善するための取り組みを具体的に提案してみよう。

引用文献

1. Paasche-Orlow MK, Taylor HA, Brancati FL. Readability standards for informed-consent forms as compared with actual readability. N Engl J Med. 2003; 348(8): 721-6.
2. Okuhara T, Ishikawa H, Okada M, Kato M, Kiuchi T. Designing persuasive health materials using processing fluency: a literature review. BMC Res Notes. 2017; 10(1): 198.
3. 野呂幾久子, 邑本俊亮. インフォームド・コンセント説明文書のわかりやすさと情緒的配慮の記述が患者アウトカムに与える影響　大学生を対象とした調査. 日本保健医療行動科学会年報. 2009; 24: 102-16.
4. Doak CC, Doak LG, Root JH. Teaching Patients with Low Literacy Skills, 2nd Edition: J.B. Lippincott; 1996.
5. Baur C, Prue C. The CDC Clear Communication Index is a new evidence-based tool to prepare and review health information. Health Promot Pract. 2014; 15(5): 629-37.
6. Shoemaker SJ, Wolf MS, Brach C. Development of the Patient Education Materials Assessment Tool (PEMAT): a new measure of understandability and actionability for print and audiovisual patient information. Patient Educ Couns. 2014; 96(3): 395-403.
7. 野呂幾久子. 患者向け文書の適切性に関する研究 - インフォームド・コンセントのための説明文書のわか

りやすさと安心感を中心に：東北大学博士学位論文；2009.

8. 藤江知郁子，山崎喜比古．医療過誤訴訟にみる「説明」と医療者─患者関係．保健医療社会学論集．2000；11: 34-44.

9. Cole SA, Bird J. The Medical Interview: The Three Function Approach (3rd edition). Philadelphia, PA: Saunders; 2013.

10. 飯島克己，佐々木將人．メディカルインタビュー：三つの機能モデルによるアプローチ：メディカル・サイエンス・インターナショナル；2003.

11. Nutbeam D. Health promotion glossary. Health Promotion International. 1998; 13(4): 349-64.

12. The U. S. Department of Health and Human Services. Healthy People 2010: Understanding and Improving Health. 2nd ed. Washington, DC: Government Printing Office; 2000.

13. Nutbeam D. Health literacy as a public health goal: a challenge for contemporary health education and communication strategies into the 21st century. Health Promotion International. 2000; 15(3): 259-67.

14. Sorensen K, Van den Broucke S, Fullam J, Doyle G, Pelikan J, Slonska Z, et al. Health literacy and public health: a systematic review and integration of definitions and models. BMC Public Health. 2012; 12: 80.

15. 福田洋，江口泰正．ヘルスリテラシー：健康教育の新しいキーワード：大修館書店；2016.

16. Ishikawa H, Takeuchi T, Yano E. Measuring functional, communicative, and critical health literacy among diabetic patients. Diabetes Care. 2008; 31(5): 874-9.

17. Weiss BD. Health literacy and patient safety: Help patients understand: Manual for clinicians. (Second edition): American Medical Association Foundation; 2007.

18. Brega AG, Barnard J, Mabachi NM, Weiss BD, DeWalt DA, Brach C, et al. AHRQ Health Literacy Universal Precautions Toolkit, Second Edition. Rockville, MD: Agency for Healthcare Research and Quality; 2015.

参考文献（さらに学びたい人のために）

1. 福田洋，江口泰正．ヘルスリテラシー：健康教育の新しいキーワード：大修館書店；2016.
2. 飯島克己，佐々木將人．メディカルインタビュー：三つの機能モデルによるアプローチ：メディカル・サイエンス・インターナショナル；2003.
3. 原木万紀子．伝わる医療の描き方：患者説明・研究発表がもっとうまくいくメディカルイラストレーションの技術：羊土社；2018.
4. 中山和弘．これからのヘルスリテラシー：健康を決める力：講談社；2022.

💬 コラム　イラストの力

　"百聞は一見にしかず"と言うように"視覚"の優位性を示す言葉は，ことわざや通念のような形で語られることが多いが，日々の生活の中で体感的に視覚の優位性を感じることも少なくないのではないだろうか。そして医療分野，ヘルスコミュニケーションにおいても視覚情報による情報伝達は，一手段として用いられている。

　レントゲン写真やCT・MRIの画像，そして馴染みのない数字を用いたヒストグラムなど，医療の現場では多くの専門的な視覚情報が使われており，対患者はもちろん，対医療者同士であっても何らかのコミュニケーションミスが生じかねない複雑な情報も少なくない。そこで専門的な医療情報，とりわけ肉眼では見ることができない身体の内部の構造や，細胞・分子レベルのミクロな情報などを，イラストレーション（以下イラスト）に描き起こした"メディカル・イラストレーション"の活用が欧米を中心に広がっている。

　メディカル・イラストレーションの特性は，伝えたい情報を"要約"し，"誰に・何を・どのように伝えたいのか"を念頭にイラストをデザインすることで，情報伝達の円滑化だけでなく，理解度・記憶力の向上への影響があると指摘されている点である。もとより，膨大な情報が蓄積された現代社会において，必要な情報を取り出して，理解し活用する能力は，ヘルスリテラシーを

はじめ，様々な分野において指摘されている。そしてメディカル・イラストレーションをはじめとした視覚情報を活用する能力も同じく，ビジュアルリテラシーとして，さまざまな分野で言及されており，コミュニケーションの手段としてだけでなく，一リテラシーとしても注目されている。

　しかし，イラストをはじめとした視覚情報を使用する際に必ず立ち上がってくる課題が，"どのような"イラストを使用すればよいのか？という疑問である。この"どのような"という疑問は無限に広がっており，色の付け方は？イラストのタッチは？アングルは？　など挙げ出すときがない。もちろん，イラストレーションを活用した情報伝達研究は，医学をはじめさまざまな分野で行われているが，正直なところ，すべての"どのような"に対してはいまだ回答できていない状況である。その要因の1つとして，イラストそのもの自体を"どのような"という言葉に当てはめるのが難しいという課題が挙げられる。

　イラストは，それを作成する製作者のもつ技量によって大きく印象が異なり，色に関して言えばグラデーションの着け方や色のぼかしの入れ方など，リンゴを1つ描くにしても，製作者の数だけ異なったイラストができ上がる。そのため，個々人がもつ個別の技術を，"どのような"という言葉で括るのが難しく，また括った言葉の形容の程度をどのように製作者が解釈するかによっても，イラストそのもの自体に大きな違いが生まれてしまう。

　もちろん，AIをはじめとしたコンピューターの技術が発達することで，イラストが容易に生成可能になるかもしれない。しかし，とりわけ医療で扱う情報は，個々人がもつバックグランドや症状の違い，さらにはより親和性を示す文化的表現の違いも考慮することが望ましく，各々に合った細かな状況を製作者が考慮し，テイラーメイドのイラストを作成することが一番適していると言えるだろう。そのため，イラストといえども常に相手のことを思い，何が必要か，どう伝えるかを想像し続けることが重要となる。もちろんそれはコミュニケーション全般においても重要な姿勢であり，その少しの想像が，より気持ちのよいコミュニケーションの場の創出につながっていくのではないだろうか。

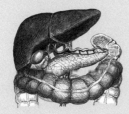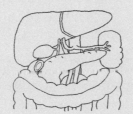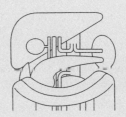

立命館大学 共通教育推進機構 特任招聘准教授　原木万紀子

第 5 章

行動変容を促すコミュニケーション

　服薬，禁煙，運動，食事制限，検診受診など，保健医療の場面では，対象者の抵抗や困難が予想されることについて，患者教育，健康教育として態度や行動の変容を働きかけていく必要がしばしばある。コミュニケーションを通じて，人々の態度や行動を変化させ，個人，集団，社会の健康にとって望ましい意思決定や行動を促すことは，ヘルスコミュニケーションの焦点の１つでもある。本章では，私たちの態度や行動はどのように決まり，変化するのか，そこに働きかけるためにどのようなコミュニケーションの方法があるのかを考えてみよう。

📝 **本章で学ぶこと**

・私たちの態度や行動はどのように決まり，変化するのかを理解する。
・態度や行動の変化を効果的に促すためのコミュニケーションを学ぶ。
・コーチングの概念と応用可能なスキルを知る。

💡 **本章のキーワード**

態度，認知的不協和理論，説得的コミュニケーション，返報性，一貫性，社会的証明，恐怖喚起，一面提示と両面提示，コーチング

1. 態度とその変化

1.1. 態度

　態度とは，人がある対象に対してもつ評価的反応であり，行動を説明，予測するための重要な概念である。態度には，①認知的側面（対象に対する知識や信念），②感情的側面（交感神経の反応，好き・嫌いなどの感情），③行動的側面（行動意図，対象に対する接近傾向や回避傾向）の3つの要素がある。例えば，乳がん検診について，

　　①認知的側面：乳がん検診は効果があるのか分からない
　　②感情的側面：乳がん検診は怖い。恥ずかしい
　　③行動的側面：乳がん検診に行くつもりはない

のような態度がもつことがある。

　これらの3つの要素は，相互に密接に関連し，一貫性を保つ傾向がある。逆に言えば，1つが変化すると，相互に矛盾しないよう他の要素もそれに伴って変化し，整合性が保たれることが多い。例えば，乳がん検診について上記のような態度をもっていた人が，著名人が乳がんに罹患したニュースを見て検診による早期発見の重要性を知り，認知が変わると，検診を受診するという行動や，検診は怖いものではないという感情の変化にもつながる可能性がある。

　このような態度の形成にはさまざまな要因が関連している。個人のもつパーソナリティによるものもあれば，その個人が所属する集団の規範に同調する過程で態度が形成されることもある。また，欲求満足の過程として，自分の欲求を満足させてくれるものには好意的な態度，逆に妨害するものには非好意的な態度をとるようになることが多い。さらに，実際にその対象に接したことがなくても，メディアや周囲の人々などさまざまな情報源から受ける情報によっても態度が形成される。

1.2. 認知的不協和理論

　　ある田舎道をお腹を空かせた一匹のキツネが歩いていました。キツネは道端の木の上にいかにも甘くて美味しそうなブドウがなっているのを見つけました。キツネはどうにかしてぶどうを取ろうと，爪先立ちしたり，飛び跳ねたりしてみたものの，どうしても取ることができません。結局，キツネはブドウを取るのを諦めて帰ることにしました。帰り際，恨めし気にブドウを振り返り，キツネはこう思うのでした。「ふん，あんなブドウおいしくないや。まだ，すっぱくて，食べられやしない。」
　　　　　　　　　　　　　　　　　　　　　　（「すっぱい葡萄」　イソップ寓話より）

　人の態度の変化を説明する著名な理論の1つに，認知的不協和理論がある。これを提唱した心理学者のフェスティンガー（Festinger, L.）は，「人間は合理的な動物ではなく，

合理化する動物である」と述べている。認知的不協和理論では，さまざまな対象に対して人がもっている知識や信念・意見（認知要素）間に不一致，不協和が生じる不快な緊張状態のことを認知的不協和と呼ぶ。そして，自分がもっていた態度ととった行動との間にこの認知的不協和が生じた場合，人はこれを軽減しようしてもともとの態度を変化させると考えた。上記の例で言えば，「おいしそうな葡萄」が「手に入らないこと」は，認知的不協和を生じさせるため，これを解消するために「あの葡萄はすっぱくて食べられない」と認知を変化させたのである。「すっぱくて食べられない葡萄」が「手に入らないこと」であれば，協和的な状態になる。

　フェスティンガーらは，この理論をいくつかの実験によって実証している。ある実験では，退屈な実験課題に対象者を参加させ，1つの群では，次の参加者に対して「実験はおもしろかった」と嘘をつかせた[1]。すると，嘘をつかされた群では，嘘をつかされなかった群に比べて，実験課題のおもしろさに対する評価や実験にまた参加したいかという参加意欲が高かったことが明らかになった。すなわち，嘘をつかされた群では，「退屈だと思った」にもかかわらず「おもしろかった」と言ったという，自分自身の態度と行動との間に不協和が生じないように，態度の方を変化させたと考えられる。すなわち，正当な理由なく自分の態度に反した行動をとると，その行動に合致した方向に態度が変化するのである（強制的承諾）。

　このような不協和低減のための態度や行動の変化は，さまざまな場面で起きている。例えば，タバコを吸う人にとって，「自分が喫煙者である」という事実と「喫煙は健康に悪い」という事実は不協和を発生させる。これを低減させるためには，行動を変化させる（例：禁煙する）のが一番合理的である。しかし，喫煙という行動を変化させたくない場合，

- 認知を変化させる（例：タバコと肺がんなどの害についての科学的根拠はまだ十分でないと考える）
- 新たな認知を付加する（例：喫煙所で仕事上のよいネットワークができる，タバコはストレス解消になるとする）
- 新たな情報への選択的接触を図る（例：タバコが有害であるという情報は見ないようにする）

など，さまざまな方法で不協和の低減を図ることがある。こうした不協和低減のための態度変化が起こりやすい条件も研究されている。

- 報酬：態度に反する行為を行ったことに対する報酬が低いときの方が，それを正当化する必要が強くなり，態度変化が大きくなる。
- 罰の脅威：もともと興味をもっていたことの実行を制止されると，罰の脅威が小さいほど事態を合理化する必要が強くなり，その行動への興味が減じる。
- 選択肢の魅力：複数の選択肢の中から選択した場合，選ばれた選択肢の魅力は高く，

選ばれなかった選択肢の魅力は低くなる。

・努力の正当化：目標達成のためにより大きな努力を払った場合ほど，その目標の魅力を高く評価する。

2. 説得的コミュニケーション

認知的不協和理論などで説明されるように，人は自ら態度や行動を変えることもあるが，保健医療の場面では，他者の態度や行動を変えるためにより積極的な働きかけを行うことも多い。受け手の抵抗や拒否が予測される事柄について，主に言語的な説得メッセージを受け手に対して意図的に提示し，受け手の自由意思を尊重しながら，その事柄に対する受け手の考えや行動を送り手の望む方向に変えようとする働きかけを説得という[2]。このような説得を効果的に行うためにはどうすればよいかについては，主に心理学の分野で多くの研究が行われてきた。

2.1. 影響力の原理

社会心理学者であるチャルディーニ（Chaldini, R.B.）は，人に影響を与え，自動的な反応として望む行動を促す原理として，①返報性，②一貫性，③社会的証明，④好意，⑤権威，⑥希少性の6つを挙げている。

2.1.1. 返報性

困っているときに助けてもらったら，相手が困ったときには助けようとする。贈り物をもらったら，お返しをする。このように，人間社会のもっとも広範で基本的な規範の1つに，「他者から何かを与えられたら，自分も同様に与えるように努めなければならない」という返報性のルールがある。

この返報性のルールを利用して，最初に相手に何か与えておいて，相手の行動に影響を与えようとする試みは，さまざまな場面で見られる。試食販売の食品や無料のサービスを受け取ることで，その商品やサービスを購入しないのは悪いような気持ちになることはよくある。これは望みもしない好意を受けた場合にも適用されるため，親切を施された相手から何かを頼まれると，「借りがある」という心理的な負債を取り除こうとするために，与えられた以上のことをしてあげてしまうことも珍しくない。

また，最初に自分が譲歩することによって相手の譲歩を引き出す説得方法も，この返報性のルールに基づいている。ドア・イン・ザ・フェイス法と呼ばれ，初めに明らかに相手が拒否しそうな大きな依頼をして拒否させた後，譲歩する形で本来目的とする小さな依頼をして承諾させる方法である。ミラーらによる研究[3]では，「地域精神衛生局で1日ボランティアとして2時間働くこと」を依頼する際，より大きな頼み事（「少なくとも2年間，週に2時間ずつ地域精神衛生局でボランティアとして働くこと」）を拒否された後に，譲歩してより小さな頼みに引き下げる形で本来の頼み事をした方が，本来の頼み事だけするよりも引き受けてくれる人の割合が多かったという結果が報告され

ている（76%対29%）。つまり，相手が譲ったのだから自分も譲らなければならないという，譲歩の返報性が働いていたと考えられる。さらに，同意した対象者のうち実際にボランティア活動をするために来た人の割合についても，ドア・イン・ザ・フェイス法を用いた場合の方が高く（85%対50%），同意を得るだけでなく，実際の行動にも影響を及ぼすことが明らかになった。

2.1.2.一貫性

　認知的不協和理論にも見られるように，人間は基本的には，自分の言葉，信念，態度，行動を一貫したものにしたい，一貫していると思われたいという欲求をもっている。このため，最初にコミットメント（自分の意見を言ったり，立場を明確にしたりすること）をしてしまうと，人はそのコミットメントに合う要請に同意しやすくなる。

　これを利用した説得の方法が，フット・イン・ザ・ドア法である。依頼事項をそのまま相手に伝えたのでは断られる可能性が大きいとき，初めに小さな要請を承諾させてから，本来の目的とする要請を呈示する方法である。相手は，小さな要請に一度承諾しているため，その後の大きな要請を断りにくくなってしまう。2つ目の要請を拒否するのは，1つ目の要請を受諾したことに対して認知的不協和を生じさせるため，「自分はそうした要請に応じるタイプの人間だ」という方向への自己認知の変化や，「そうした要請に応じるのもそれほど不愉快ではない」という方向への状況認知の変化が起きているとも考えられる。

　また，ロー・ボール法と呼ばれる，最初に好条件をつけてある選択をさせた後，理由をつけてその好条件を取り上げる，もしくは悪条件を追加する方法もこのルールを利用している。チャルディーニらの実験[4]では，心理学を受講している学生に，「早起きして，朝7時から始まる心理学の実験に参加する」ことを依頼する際に，初めから開始時刻が朝7時であることを告げた場合，24%しか参加の同意が得られなかった。一方，このロー・ボール法を用いて，まず心理学の実験に参加したいかどうか尋ね，それに答えてもらった（56%が同意した）後，開始が朝7時であることを告げて考えてもらったところ，1人も考えを変えなかった。すなわち，一度承諾してしまっているので，後から好条件を外されて（悪条件を追加されて）も，先の承諾を取り消しにくくなってしまい，承諾率が高くなっていたと考えられる。ただし，この手法を意図的に用いることは，とりわけ保健医療においては，インフォームド・コンセントという観点から倫理的な問題が生じる可能性がある。

2.1.3.社会的証明

　人は，特定の状況である行動を行う人が多いほど，それが正しい行動だと判断する。これは私たちが，他人が何を正しいと考えているか，どのように行動しているかに基づいて，物事が正しいか，どのようにふるまうべきかを判断するためである。これを用いて人々の行動を促そうとする試みは，さまざまな場面で見られる。例えば，お笑い番組で録音された笑いを流したり，ラーメン店でサクラを使って行列をつくったりすることで，その場で笑ったり，その店で食べるために並んだりする行為を正しいものとして促すことができる。このような社会的証明の影響力は，特に自分が確信をもてないとき，

状況が曖昧なときにより強くなり，また自分と似た他者の行動には影響されやすい。

　この社会的証明のルールを利用し，他の多くの人々が依頼に応じた，応じていると伝えることによって，その依頼に応じるように促すことができる。日常的な健康行動を変えようとする実験でこれを示した研究がある[5]。米国の大学で，1階のエレベーターに「エレベーターの代わりに階段を使うといい運動になります」という貼り紙と，「この建物の人たちは90%以上の場合，エレベーターの代わりに階段を使っています」という貼り紙をした場合で，エレベーターを使用する人の割合の変化を見たところ，15%程度だった使用割合が，前者では2%程度しか減らなかったのに対して，後者では8%程度になりほぼ半減した。似たような立場にある他者の多くがとっている行動を具体的に数値で示されることで，その行動をとる方向に変化したと考えられる。

2.1.4. 好意

　人は，自分が好意を感じている知人の依頼は承諾する傾向がある。好意に影響する要因の1つに身体的魅力がある。身体的魅力はハロー効果を生じさせ，有能さや親切さなど他の特性についての評価を高めるため，魅力的な人の方が他者の態度を変化させる際の影響力が強い。

　また，私たちは自分と似た人に対しては好意を感じる傾向があり，その影響を受けやすい（類似性）。禁煙や検診受診などのキャンペーンを行う際，対象としたい集団に人気のある有名人や同世代のタレントを起用するのはこのためである。また，繰り返し見たり聞いたりするなど接触を繰り返すことによって親密性が高まり，好意が促進される効果もある（単純接触効果）。

2.1.5. 権威

　私たちの社会には，権威からの要求に従わせるような圧力が存在する。もともと権威者は優れた知識と力をもっていると考えられるため，そのような立場の人に従うことは適応的な行為であることが多い。このため，肩書きや服装などに現れた権威は，自動的に相手に対して大きな影響力をもつことがある。健康食品や健康法の広告で，白衣を着た人物や「医師」「医学博士」などを起用するのは，医師のもつ専門家としての権威を利用して，説得の効果を高めようとするものと考えられる。また，医療事故にもつながる医師の明らかに誤った投薬指示に対して，多くの場合，看護師が疑義を挟まなかったという研究もある[6]。

2.1.6. 希少性

　「数量限定」「期間限定」と聞くと，思わず興味をひかれたり，急に手に入れたくなったりしたことはないだろうか。人は，機会を失いかけるとその機会をより価値あるものとみなす。これは希少性のルールによるものである。この背景には，手に入れることが難しいものはそれだけ貴重なものであることが多いので，ある品や経験を入手できる可能性がその価値を判定する手がかりとなるという考えがある。また，手に入りにくいということは，私たちの自由を脅かすものであるため，心理的リアクタンスが働き，この自由の喪失に対して反応するとも考えられる。

　これらの原理を念頭に，説得的コミュニケーションのプロセスを構成する主な要素を，①送り手，②メッセージ，③状況要因，④受け手に分けて見てみよう（図5－1）。

2.2.1.送り手

　同じ内容でも，誰が伝えるかによって説得の効果は変わる。前項の影響力のうち，好意と権威は，送り手側の影響力に関わるものとして挙げられる。送り手の特性の中でも，信憑性（credibility）は強い効果をもつことが知られている。例えば，同じ健康法に関する情報でも，専門の医学雑誌で読んだ場合と，一般的な情報誌に掲載されているのを見た場合では，私たちの受け止めに大きな違いがあるだろう。

　信憑性は，送り手が専門的知識を有しているかという専門性（expertise）と，情報を誠実に伝えているかという信頼性（trustworthiness）からなる。一般的には，信憑性が高いほど説得効果は高まるが，信憑性の低い送り手からのメッセージでも，時間の経過とともに説得効果が生じることも指摘されている（スリーパー効果）。これは，時間が経つと，情報源（メッセージの送り手）の信憑性についての記憶が低下し，送り手とメッセージが分離されるためだと考えられている。

　また，送り手の魅力（性格，能力，身体的魅力など）も説得効果に影響することが知られており，好感や親しみをもたれている方が説得効果は高まる。その意味でも，受け手とのよい関係が築けていることは重要になる。

2.2.2.メッセージ

　メッセージの内容は，説得においてもっとも重要な要因である。

・論拠：論拠がしっかりしていることは説得の効果を高めるが，受け手が理解できる難易度であることが大前提である。論拠の強弱によって説得効果に違いが出るのは，内容についての受け手の知識水準が高い場合だけであることも報告されている[8]。

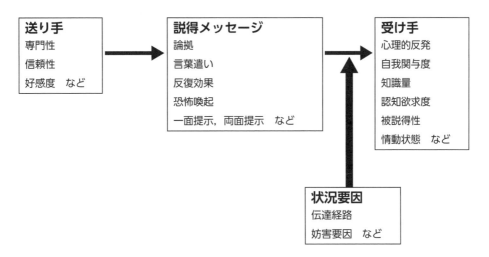

図5－1　説得に関連する要因（文献7を参考に著者作図）

- 言葉遣い：高圧的な表現は，受け手の心理的なリアクタンスを招き，説得効果は低減する。
- メッセージの反復効果：メッセージを繰り返し提示することによって説得効果が高まることが指摘されている。これは，繰り返し見ることによって内容の理解が進み，好意的な思考が形成されるためである。
- 恐怖喚起：受け手に，相手に不安や恐怖感を喚起させる（恐怖喚起）メッセージは説得効果を高めるとして，しばしば用いられてきた。禁煙を推進するポスターなどで，喫煙者の肺の写真やグロテスクなイメージを使用したものはよく見かける。ただし，恐怖が強すぎると受け手は説得に対して回避的になり，かえって受け入れられなくなることもある。恐怖喚起が有効なのは，メッセージに示される危険を不快と感じ，それが実際に自分に降りかかる可能性が高く，推奨される行動をとれば確実にそれを回避できると信じ，その行動を自分が実際に遂行できると思う場合である（防護動機理論）。
- 一面提示と両面提示：賛否両論があるときに，賛成・反対のどちらかだけで説得するメッセージを一面的メッセージ（例：受動喫煙は健康被害を招くので飲食店は全面禁煙すべきである），賛成と反対両方を話しながら，片方を強調して説得するメッセージを両面的メッセージ（例：受動喫煙は健康被害を招くので飲食店は全面禁煙すべきである。一方，飲食店の経営者からは売り上げが減少するという懸念も聞かれている）という。一面的メッセージは，受け手がその内容についてほとんど知識をもっていない場合に効果的であるとされる。逆に，受け手がその内容についてあらかじめさまざまな知識・情報をもっていたり，教育水準が高かったりする場合には，両面的メッセージの効果が高いとされる。また，両面的メッセージは，逆説得への免疫をつくるとも考えられる。

2.2.3. 状況要因

　騒音，蒸し暑さなどの外的な妨害要因は説得効果を低下させる可能性があり，快適な環境づくりは効果的な説得のための重要な準備である。

　また，何か頼み事をしようとして，「今忙しいから後にして」などと言われたり，聞いてはくれたものの忘れられてしまったりしたことはないだろうか。時間がない，忙しいとき，受け手は内容を入念に吟味ができないため，真の態度変化は起きにくい。いつなら話をきちんと考えてもらいやすいのか，相手の状況を見て判断する必要がある。

　一方で，説得したい内容について事前に予告をすると説得効果は低減するという報告もある。これは，反論を考える機会を与えるためである。

2.2.4. 受け手

　説得による影響の受けやすさ（被説得性）には個人差があり，知能やパーソナリティ特性（不安，自尊心など）などが関係する。また，説得の内容について知っている情報の多さ（知識量）や普段から自分できちんと考えようとする程度（認知欲求）によっても異なる。

　一般に，受け手が興味・関心をもっている（自我関与度が高い）ことに関する態度

を変えることは難しい。自我関与が高い場合には，メッセージの論拠が重要であり，自我関与が低い場合には，誰が言ったかという送り手の信憑性が重要であるともされる。

また，受け手の情動状態も影響をもつ。一般的にはよい気分のときの方が賛同を得られやすく，怒りは反論を生じさせやすいことが指摘されている。

3. 行動変容を促すコミュニケーション

その人の生活習慣の変化を促そうとする患者教育，健康教育などでは，一時的な働きかけによる変化だけではなく，より長期的にその態度や行動の変容を維持させていく必要も多い。医療者からの働きかけだけではなく，本人が前向きな態度をもち，主体的にその行動に取り組めるように変化させていく必要がある。そのような働きかけにおいて注目されてきたアプローチとして，ここでは，コーチングを紹介する。コーチングについては多くの書籍が出ており，本格的に学ぶためには専門のトレーニングを要するが，ここではその中心的な考え方とコミュニケーション的なアプローチを主に見てみよう。

3.1. コーチング

コーチ（coach）と聞くと，スポーツの指導者をイメージするかもしれないが，その語源は「馬車」であり，「大切な人をその人の望むところまで送り届ける」という意味がある。そこから，その人の目標を達成する道のりを支援する人という意味で「コーチ」と呼ぶようになった。国際コーチ連盟の定義によれば，コーチングとは「クライアントの生活と仕事における可能性を最大限に発揮することを目指し，創造的で刺激的なプロセスを通じ，クライアントに行動を起こさせるクライアントとの提携関係」である。

「答えはその人の中にある」というのが，コーチングのもっとも基本的な考え方である。コミュニケーションを通じて，相手が目標とすることを達成できるよう，その人の中にある答えを引き出し，認知，感情，行動の変化を促すよう働きかける。このため，コーチは指示したり，教えたりするのではなく，クライアントである相手が，自分で考えて答えを出し，行動することを支援する。これは，自主的に考え，行動する人を育成することにもつながる。

3.2. コーチングにおけるコミュニケーション

コーチングの基本的なスキルとして，傾聴，質問，承認，フィードバックなどがしばしば取り上げられる。相手の話を聴き，信頼関係を築くためのスキルは，第3章で取り上げたことと重なることも多い。

3.2.1. 傾聴

傾聴でよく取り上げられる相槌や繰り返し，ミラーリングやペーシングなどの非言語的コミュニケーション，沈黙や間の取り方は，第3章で詳述した通りである。前節で，私たちは自分と類似した人に対して好意を感じる傾向があり，影響を受けやすいことを

述べたが，ミラーリングやペーシングは類似性を伝えるための方法でもある。

3.2.2. 質問

コーチングにおいて，質問は，特に相手の考えを整理したり，気づきを引き出したりするために使われる。閉鎖型，開放型の質問をうまく用い，相手に対して普段とは異なる視点から物事を考えたり，曖昧だった考えがより明確に具体的になるように促したりしていく。

3.2.3. 承認

承認とは，事実や存在をそのまま伝えることであり，良いとも悪いとも評価はしないという点で，ほめることとは異なる。人間は他者から認められることで，自分自身の価値を確認し，その力をより発揮することができる。目標達成などの「成果」を認める，課題への取り組みや進歩などの「行為」を認める，名前を呼んで声をかけたり，相手に注意を向けて聴いたりするなど「存在」を認めることが含まれる。人は，自分を認めてくれる相手に対しては，安心感や信頼をもち，本音で話せるようになる。

3.2.4. フィードバック

相手の話を聴いた上で，自分が感じたこと，見えたことを率直に伝えるのがフィードバックである。それによって，相手は自分自身では見えていなかったことに意識が向き，その結果として気づきが生まれることがある。伝え方として，しばしば挙げられるのが「Iメッセージ」である。「あなたは…です」と相手を主語にするのではなく，「私にはあなたが…のように見えます，感じました，伝わってきました」のように，自分を主語にどう感じたかを伝えることにより，相手を非難したり，評価したりせずに伝えることができるとされる。

3.3. 保健医療におけるコーチングの可能性

コーチングは，もともと自己啓発やビジネスにおけるマネジメントの分野で注目されてきた。近年，保健医療においても広がってきており，患者教育（医師や看護師と患者），スタッフ教育（上級医と研修医，教育担当看護師と新人看護師など）においても取り入れられている。

一方で，医療現場での患者を対象としたコーチングの問題として，患者の側はそれをコーチングと認識していないことから，コーチングの本来の目的である，クライアント（患者）自身の成長や目標の達成ではなく，医療者が期待する目標達成のために誤用され得る懸念も指摘されている[9]。

4. まとめ

人の態度や行動に働きかけることは，保健医療のさまざまな場面で必要とされており，ヘルスコミュニケーションの主要な目的にもなっている。どのようなコミュニケーションが，どのような場面で効果的なのか，そのスキルの背景にある心理学的，コミュ

ニケーション学的な理論を理解しておくことは，実際の現場で適切なアプローチを選択し，効果的なコミュニケーションをとるために重要である。

🚩 **課 題**

❶ これまで自分で経験したり，周囲で見聞きしたりした態度や行動の変化で，認知的不協和理論で説明できることはないか，考えてみよう。

❷ 禁煙，運動，検診受診など行動変容を促すポスターやパンフレットを集めて見比べてみよう。説得効果を高めるためにどのような工夫が使われているだろうか。

参考文献

1. Festinger L, Carlsmith JM. Cognitive consequences of forced compliance. J Abnorm Psychol. 1959; 58(2): 203-10.
2. 今井芳昭. 依頼と説得の心理学：人は他者にどう影響を与えるか：サイエンス社；2006.
3. Miller RL, Seligman C, Clark NT, Bush M. Perceptual contrast versus reciprocal concession as mediators of induced compliance. Canadian Journal of Behavioral Science. 1976; 8: 401-9.
4. Cialdini RB, Cacioppo JT, Bassett R, Miller JA. Low-Ball Procedure for Producing Compliance: Commitment then Cost. Journal of Personality and Social Psychology. 1978; 36(5): 463-76.
5. Burger JM, Shelton M. Changing everyday health behaviors through descriptive norm manipulations. Social Influence. 2011; 6(2): 69-77.
6. Hofling CK, Brotzman E, Dalrymple S, Graves N, Pierce CM. An experimental study in nurse-physician relationships. J Nerv Ment Dis. 1966; 143(2): 171-80.
7. 今井芳昭. 説得力：社会心理学からのアプローチ：新世社；2018.
8. Wood W, Kallgren CA, Preisler RM. Access to attitude-relevant information in memory as a determinant of persuasion: The role of message attributes Journal of Experimental Social Psychology. 1985; 21: 73-85.
9. 西垣悦代. 日本におけるヘルスコーチングの特徴と課題　テキストの分析を通して. 日本ヘルスコミュニケーション学会雑誌. 2015; 5(1): 22-36.
10. 松島義博, 後藤恵. 動機づけ面接法：基礎・実践編：星和書店；2007.
11. Hettema J, Steele J, Miller WR. Motivational interviewing. Annu Rev Clin Psychol. 2005; 1: 91-111.

参考文献（さらに学びたい人のために）

1. 今井芳昭. 依頼と説得の心理学：人は他者にどう影響を与えるか：サイエンス社；2006.
2. 西垣悦代, 堀正, 原口佳典. コーチング心理学概論：ナカニシヤ出版；2015.

第6章
多職種連携のコミュニケーション

　近年，保健医療の現場において，多職種連携，チーム医療の重要性が指摘されている。医療の高度化・専門分化，価値観の多様化などに伴い，さまざまな専門職が協働，連携することは，質の高いケアを提供する上で不可欠になっている。このような小集団・組織における連携を効果的に機能させ，その目的を達成していくために，コミュニケーションはどのような役割を果たしているのだろうか。

📖 **本章で学ぶこと**

・集団とは何か，集団におけるコミュニケーションの特徴を知る。
・さまざまなリーダーシップの型とその影響を理解する。
・チームワークの向上，チームエラーの防止に，コミュニケーションがどのような役割を果たすか考える。

💡 **本章のキーワード**

グループ，チーム，多職種連携，チーム医療，コミュニケーションネットワーク，リーダーシップ，PM理論，チームワーク，チームエラー，アサーション

1. 集団・組織におけるコミュニケーション

1.1. グループとチーム

　複数の人の集まりのうち，その成員（メンバー）が何らかの共通した目標や課題のもとで，一定期間安定した関係を維持し，相互に影響を及ぼし合っている集まりのことを集団（グループ）という。「グループ」と似た意味で使われる「チーム」は，グループの1つの形である。以下のような条件を満たしているグループのことを特に「チーム」と呼ぶことが多い。

①達成すべき明確な目標が共有されている

　グループにも何らかの目標はあるが，チームの目標はそれよりも明確なものである。そのためにチームを組んでいるとも言えるほど，メンバーにとって共通に価値のある目標であり，誰もがそれを認識している。病院における緩和ケアチームや手術チームであれば，患者に適切な，質の高い緩和ケアや手術を実施することなどである。

②メンバー間の協力と相互依存関係がある

　目標を達成するために，メンバーは，協力し合って課題や作業に取り組み，その課題や作業を行うために互いに依存し合っている。すなわち，メンバーがコミュニケーションをとりながら協力して課題や作業を進める必要がある。緩和ケアや手術も，医師が1人で提供することはできない。必要な人数のメンバーが協力し合って作業することで初めて目標を達成することが可能になるのである。

③各メンバーの役割が割り振りされている

　効率よく目標を達成するために，各メンバーには役割が割り振られる。基本的には，それぞれの能力や専門性に適した役割が割り振られ，目標を達成するために，メンバーは各自の役割を十分に果たすことが求められる。これが②の相互依存にもつながっている。保健医療におけるチームでも，単に人数が複数いるというだけでなく，医師，看護師，薬剤師など異なる専門職がそれぞれの専門性を発揮して役割を担うことが必要となる。

④チームの構成員とそれ以外との間に明瞭な境界がある

　例えば，よく一緒に昼食をとる友人同士のグループなど，グループの場合，そのグループに属しているかどうか曖昧なメンバーがいる場合もある。一方，チームの場合には，誰がメンバーなのかが明確に認識され，メンバーの帰属意識が高いことが多い。チームのメンバーは，一定の期間ごとに入れ替わることもあるが，メンバーかそうでないかの境界ははっきりと維持される。保健医療のチームにおいても，その目標が達成されるまでの期間，メンバーは固定され，欠員が出た場合にはその専門職，部局から後任が補充されるなど，また同じ役割を果たせるように選ばれることが多い。

緩和ケアチーム，感染制御チーム，栄養サポートチームなどのように，保健医療の現場では，グループよりチームという言葉の方がよく使われる。チーム医療とは，「医療に従事する**多種多様な医療スタッフ**が，各々の**高い専門性**を前提に，**目的と情報を共有**し，業務を**分担**しつつも互いに**連携・補完**し合い，患者の状況に的確に対応した医療を提供すること」とされている[1]。上記のチームの定義からも，保健医療現場における集団の多くは，一般的なグループというよりも，チームとしての特徴をもつことが分かるだろう。

質の高い，安心・安全な医療に対する社会的な期待が高まる一方で，医療の高度化・複雑化に伴い，業務の増大による医療現場の疲弊，専門分化による互いの専門領域に対する理解不足や連携の不備なども指摘されている。チームによるアプローチは，このような課題に対応するための方策の1つとして注目されてきた。

このチーム医療の要とされるのが，チームを構成するさまざまな専門職間の連携，すなわち多職種連携である。多職種連携のために求められる能力の1つに，職種間コミュニケーションが挙げられている[2]。

この背景には，まず，異なる専門性や視点をもつ職種間でのコミュニケーションの難しさがある。第3章で，患者と医療者で説明モデルが異なることを学んだが，医療者同士の間でも同様に，職種や専門性によって異なる説明モデルをもっていることがある。同じ患者について，医師から見た問題，看護師から見た問題，薬剤師から見た問題，ソーシャルワーカーから見た問題が異なっていたり，医師の中でも，内科と外科のように専門性の違いによって異なるアプローチをとったりする可能性があることに注意しなければならない。

さらに，チームなどの集団や組織においては，人間関係やコミュニケーションが，1対1の場合より少し複雑になる。これは社会的な序列が形成されるとともに，コミュニケーションのネットワークが多様になるからである。

1.3. コミュニケーションネットワーク

1対1のコミュニケーションの場合，メッセージの伝達経路は自分と相手との間だけであるが，集団が大きくなるほどコミュニケーションネットワークは複雑になる。集団でのコミュニケーションは，メンバー間の凝集性（まとまり）を高め，集団の目標を達成していく上で不可欠である。コミュニケーションネットワークの型は，それに影響を及ぼすことが知られている。

例えば，図6−1（次頁）は，5人の集団でのコミュニケーションネットワークの型の例である。それぞれの型では，1人の人が中心的な役割を担っている程度（＝コミュニケーションの中心化の程度）が異なる。このようなネットワークの型の違いは，そのネットワークにおける情報の伝達や人間関係に大きな影響力をもつ。

車輪型のように，中心の1人に情報が集中する構造をもつ中心化されたネットワーク

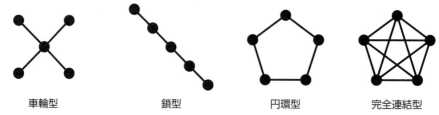

車輪型　　　　　　　鎖型　　　　　　　円環型　　　　　完全連結型

図6−1　さまざまなコミニュケーションネットワーク

は，中心の人物から各メンバーに情報が直接伝達される。課題が比較的単純で，中心と
なる人物の能力が高い場合，情報の伝達が正確で作業効率がよいが，複雑な課題では中
心の人物が情報を処理しきれなくなりかねない。また，メンバーが中心人物に依存して
しまい，メンバーのやる気や満足度が低くなりがちであることも指摘されている。鎖型
は，両端のどちらかから情報が伝達される形になり，車軸型ほどは中心化されていない
が，逆に伝言ゲーム状態になり情報の伝達に時間がかかることもある。

　一方，円環型，さらに完全連結型のような誰が中心になっているのか明確でない分
散化されたネットワークでは，情報が均等に分散されるため，課題が複雑である場合に
有利である。メンバーが平等に関われるためやる気や満足度も高いとされるが，中心が
はっきりしないために組織化が進みにくく，情報の統合や意思決定に時間がかかるとい
う欠点もある。

2.　リーダーシップ

　コミュニケーションネットワークとも関連するのが，集団におけるリーダーの存在
であり，集団の課題遂行や意思決定に大きな影響をもつと考えられている。集団では，
その活動を行う中で作業の分業や専門化が進み，メンバーの間で地位や役割が細分化さ
れるようになる。職場のような公式集団では，しばしば役職によってリーダーが明確に
定められているし，友人同士のような自然発生的な非公式の集団では，リーダーシップ
は複数のメンバーに共有され，その中でもっともリーダーシップを発揮するメンバーが
リーダーとなることが多い。

　リーダーシップとは，集団の目標を達成し，集団を維持，強化するために，集団内
のあるメンバーが他のメンバーの行動に対して肯定的な影響を及ぼす過程である。
1950年代ごろから，「リーダーに生まれるのではなく，リーダーになるのである」とい
う考えのもと，どのような行動が有効なリーダーをつくり上げるのか，リーダーの「特
性」ではなく「行動」に焦点を当てた研究が行われるようになってきた。

2.1.　PM理論

　リーダーシップ行動論の1つが，日本の社会心理学者である三隅によって提唱され

た PM 理論である。PM の P とは，Performance「目標達成機能」，M は Maintenance「集団維持機能」であり，リーダーシップの 2 つの機能を表している。

　P 機能は，集団の目標達成を指向した機能で，課題解決に向けた目標設定や計画立案，メンバーへの指示や統率などにより目標を達成する行動である。一方，M 機能は，集団のまとまりを維持し強化しようとする機能で，人間関係に配慮し，メンバーの意見を求めるなど，メンバーの満足度や凝集性を高める行動である。この 2 種類の機能の強弱によって，表 6 − 1 に示すような 4 つのタイプのリーダーシップを提示した。

①PM 型：P 機能と M 機能がともに強い，もっとも望ましいリーダーのタイプである。目標を明確に示し，メンバーが仕事に積極的に取り組むようにするため，成果をあげられるとともに，集団内の人間関係にも注意を払うため，集団としてのまとまりもよい。集団の課題達成の成績と人間関係の両面にもっとも優れている。

②P 型：P 機能は強いが，M 機能が弱いリーダーで，目標を明確に示し，成果をあげるが，集団をまとめる力が弱い。このため，課題達成という面でよいリーダーであり，成果はあげるが人望がないタイプである。このタイプのリーダーは，短期で達成しなければならない課題があるときなど，短期的には優れているが，集団内の人間関係が悪くなりがちであるため，長期的にはよくないとされる。

③M 型：P 機能は弱く，M 機能が強いリーダーで，集団内の人間関係を調整し，集団をまとめる力はあるが，集団の課題達成に向けた取り組みが明確でないため，メンバーの取り組みが消極的で，成果をあげる力が弱い。メンバーからの人望はあるが，仕事はいまひとつというタイプである。特に短期間で成果を出すことは苦手である。しかし，メンバー同士の人間関係がよく，集団のまとまりがよいため，長期的には P 型よりも成果があがるともされる。

④pm 型：P 機能と M 機能のいずれも弱いリーダーであり，成果をあげる力も，集団をまとめる力も弱い。くじ引きなどで押し付けられてリーダーになり，やる気のないまま形だけ引き受けた場合などに起こり得る。課題達成についても，集団の人間関係についてリーダーの機能を果たさないため，メンバーは課題達成に消極的になり，やる気も低く，人間関係もよくない。

表 6 − 1　PM 理論によるリーダーのタイプ

	M 機能　強	M 機能　弱
P 機能　強	①PM 型 成果もあげ，集団もまとめる理想的タイプ	②P 型 成果はあげるが，人望がないタイプ
P 機能　弱	③M 型 人望はあるが，短期の成果は出にくいタイプ	④pm 型 リーダーとしての役割を果たさない放任タイプ

これらの分類に基づいて，実際に三隅らは，生産性の高い集団のリーダー（職場の監督者）には PM 型が多く，生産性の低い集団に pm 型が多いこと，集団のモラール（やる気や満足度）は，PM 型でもっとも高く，次いで M 型であり，P 型，pm 型のリーダーのもとでは著しく低くなっていることなどを示している [3]。

リーダーシップの影響

リーダーの行動が集団による課題や業務，またその集団に属する個人に与える影響は大きい。職場においても，リーダーシップのタイプがメンバーの仕事満足度や健康，生産性などに与える影響を検討した研究がこれまで数多く行われている。例えば，看護の職場では，人間関係に重きを置いたリーダーシップのタイプが，看護師の仕事満足度につながっていることが示されており，業務遂行に重きを置いたリーダーシップのタイプだけでは不十分であることが指摘されてきた [4]。

一方で，特定のリーダーシップのタイプが常に優れているわけではない。例えば，日常的な病棟での業務を円滑に運営するために期待されるリーダーシップと，災害や医療事故など緊急事態に対処する場合に必要とされるリーダーシップは当然異なるだろう。対応すべき課題や目標，メンバーの習熟度，やる気などによって，適切なリーダーシップが異なることが指摘され，優れたリーダーシップは状況に依存するという考え方に基づき，変化する状況に対応するためのリーダーシップ理論も提唱されている [5]。

リーダーシップの型とその特徴を知っておくことは，リーダーの立場になった場合には，自分がどのようなリーダー行動が得意で何が足りないか，それが集団の目標やメンバーの状況と合っているのかを考えるための手がかりになる。それによって，足りない部分を意識的に補うようにしたり，他のメンバーの協力を得たりするなど，より効果的なリーダーシップ行動を考えていくための助けとなる可能性がある。

3. チームにおけるコミュニケーション

チームは個人の集まりであるが，チームとしての課題遂行の成果（パフォーマンス）は，必ずしも個人の能力の単純な足し算にはならないことが知られている。各自が分担した役割を果たしたつもりが，全体の調整がされていないためにチームとしての成果につながらないこともあれば，誰かがミスをしても他のメンバーが気づいて補うことで，大きな事故が防げるなど，チームとしてのパフォーマンスには影響せずに済むこともある。こうしたことに深く関わると考えられているのが，チームワークである。

チームワークとコミュニケーション

チームワークとは，「チーム全体の目標達成に必要な協働作業を支えるために，メンバー間で交わされる対人的相互作用であり，その行動の基盤となる心理的変数を含む」と定義される。効果的なチームワークのためには，コミュニケーションを通じてチーム

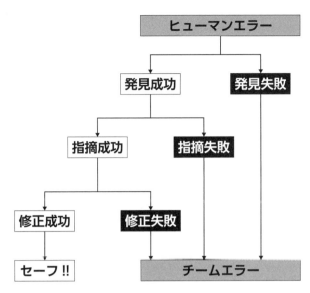

図6−2　ヒューマンエラーとチームエラーの関連性（文献7より）

のメンバーが情報や資源を共有し，共通の目標を達成するために，それぞれの決定や活動を調整していくことが必要となる[6]。

　とりわけ保健医療の現場では，生産性の向上というだけなく，安全管理，医療事故の防止という観点からも，チームワークが注目されてきた。"To err is human"（過ちは人の常）と言われるように，人間が起こす過誤や失敗（ヒューマンエラー）は，決してなくならない。どんなに注意深く慎重な人やベテランの専門職であっても，疲労や錯覚などでヒューマンエラーを起こす場合がある。ちょっとしたエラーが，人の生命に関わる大事故につながり得る保健医療の現場では，エラーが起きないようにする努力や工夫はもちろん不可欠である。それと同時に，どうしても起きてしまう個人のミスやエラーが事故につながらないよう，チームでエラーを防ぐという考え方が重要とされている。

　チームエラーは，ヒューマンエラーの一種であり，「チームとして行動する過程で，個人が犯したエラー，もしくは複数の人間が犯した同一のエラーのうち，チームの他のメンバーによって修復されないもの」と定義される[7]。ヒューマンエラーは，必ずしもチームエラーとなるわけではない。図6−2から分かるように，ヒューマンエラーが起きても，エラーを発見，指摘，修正することができれば，それはチームエラーにはつながらないのである。

　逆に，せっかくエラーを発見しても，それを指摘し，修正して，エラーを回復できるシステムや文化がなければ，チームエラーとして残ってしまい，事故防止にはつながらないことになる。これに深く関わるのがコミュニケーションであり，医療現場において，患者安全，医療事故に関わる要因としてしばしば指摘されてきた。米国では，医療施設認定合同機構（The Joint Commission）が，死亡や重大な障害などの事例について，根本的な原因の分析を行っているが，もっとも頻繁に見られた原因の1つとして，コミュニケーションの問題を挙げている[8]。

正確で迅速な情報の伝達が必要とされる保健医療の現場では，オーダーや指示の聞き間違いや確認不足など，情報の送り手と受け手の間で起こるちょっとしたコミュニケーションエラーが，医療事故やインシデントの重要な原因となることが少なくない。

コミュニケーションがうまくいかない（コミュニケーションエラーが起きている）場合，メッセージが送り手から受け手まで届けられる際に，何らかの障害（ノイズ）が発生している（第1章参照）。このノイズは，情報の送り手側で生じることもあれば，受け手側で生じることもあり，コミュニケーションエラーの原因になる。このようなコミュニケーションエラーには，大きく分けて**誤伝達**と**省略**がある（図6-3）。

3.2.1.誤伝達

誤伝達とは，情報が正しく伝達されないエラーである。コミュニケーションのプロセスのどこでエラーが起きているのかを詳しく見ると，さらに3つに分けられる。

①は，送り手側が，自分の本来の意図と異なる誤った情報を送信してしまった場合である。例えば，「夜中に突然発熱した入院中の患者に，当直医が『サクシゾン』という薬剤を電子カルテから処方するため，3文字入力のサクシと入力したところ，その病院にはサクシゾンがなく，画面には別の薬剤である『サクシン』の1剤のみがヒットし，それをサクシゾンと思い処方してしまった。処方を見た薬剤師は，薬剤の量は通常の使用量を逸脱していないと判断し，調剤を行った」というような事例で起きているのがこのパターンである。（注：この誤投薬事故を受け，「サクシン注射液」は，その後2009年に「スキサメトニウム注」に名称変更された。）

②は，送り手側が曖昧なメッセージを送ったために，送り手の意図とは違う意味に受け手が解釈し，エラーが起こる場合である。例えば，「新生児に対し，ラシックスを1mg静脈注射することを意図して『ラシックスを1ミリ投与してください』と，送り手側の医師が口頭で指示をしたところ，受け取った医師は，ラシックス1ml（10mg）と解釈して患者に投与してしまった」というような事例がこれに当たる。

③は，送り手からは正しい情報が送られているにもかかわらず，受け手が誤って読み取ってしまう場合である。例えば，「フェルムカプセル（造血剤）と医師が処方箋に書いたのを，薬剤師がフルカムカプセル（消炎鎮痛剤）と読み誤って渡してしまった」というような事例では，受け手がメッセージを読み取るところでエラーが起きていると考えられる。

3.2.2.省略

一方，必要なコミュニケーションが行われないこともコミュニケーションエラーである。④のように，「チームの他のメンバーも当然分かっていると思ったので，あえて言わなかった」「暗黙の了解だと思っていた」など，思い込みや誤った期待によって情報伝達が省略されることがある。

また，⑤のように，「看護師が医師の指示を疑問に思ったが，確認できなかった」「新人が先輩から受けた説明をよく理解できなかったにもかかわらず，聞き返しにくい，質

1. 誤伝達：情報が正しく伝達されない

①誤った情報伝達：例）「サクシゾン」を入力しようとして誤って「サクシン」を選択してしまった。

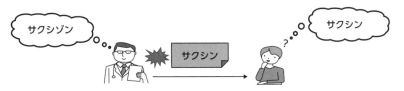

②曖昧な情報伝達：例）「1mg」のつもりで「1ミリ」と伝えたら，「1mL（=10mg）」と解釈された。

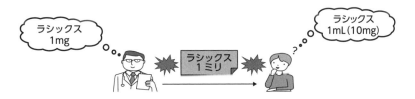

③伝達情報の誤った解釈：例）「フェルムカプセル」と書かれたものを「フルカムカプセル」と読んでしまった。

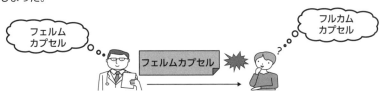

2. 省略：情報伝達そのものがされない

④情報伝達の省略：例）当然分かっていると思って言わなかった。
⑤確認の省略：例）おかしいと思ったが，相手が医師なので言いにくく，確認しなかった。

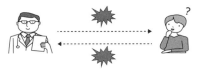

図6－3　さまざまなコミュニケーションエラー

問しにくいなどの理由で確認しなかった」のように，遠慮によって確認や指摘のコミュニケーションが省略されることもしばしば起きている。

3.3. チームエラーを防ぐコミュニケーション

　ヒューマンエラーがチームエラーに発展しないようにするためには，図6－2（p.73）で見たように，エラーを発見し，指摘し，修正することが必要である。このエラーの回復過程において，コミュニケーションは重要な役割をもっているが，さまざまな要因によってコミュニケーションの不備が起き，エラーの回復が妨げられてしまうことがある。エラーの回復を強化するためには，何が必要だろうか。

3.3.1. 組織・チームの取り組み

　情報伝達のエラーを発生させにくくするためには，組織内で情報伝達の仕組みをつくり，正確で受け取りやすい情報伝達が行われやすいようにすることも重要である。米国では，国防省が医療研究品質局（Agency for Healthcare Research and Quality：AHRQ）と協力して，チームのパフォーマンスを高めるコミュニケーションを向上させ，医療安全を推進するための枠組みを作成している[9]。ここでは，例えば，医療現場でしばしば重要になる，緊急の情報を迅速かつ的確に伝達するための報告の形式なども提案されている。このように定型化された形式に従って情報を伝達することによって，情報の漏れを防ぎ，正確な情報を迅速に伝えることが可能になる。また，伝達される情報の枠組みを送り手と受け手が共有しておくという点からも，エラーの発生を防ぐために有用であると考えられる。

　また，職場やチーム内で常に情報を共有しておくことも重要である。これは，今何が問題で，何を目指して行動しているのかなどの状況，コミュニケーションが行われる文脈（コンテクスト）を共有することにつながる。目標や状況などを共有しておくことで，メンバーが間違いに気づきやすくなり，自信をもって指摘できるようになる。

　一方，エラーに気づいても指摘をためらう理由の1つに，相手に対する遠慮や指摘することによって人間関係が悪くなるのではないかという懸念がしばしばある[10]。組織やチーム全体として，確認と指摘を受け入れる風土を醸成していくことが不可欠である。特に，地位や立場の差によって，エラーを発見しても指摘がしにくくなっていることを考えると，上の立場にある人が「間違いに気づいたら，教えてほしい」「言ってくれてありがとう」という姿勢を示すことの意味は大きい。

　チームにおけるコミュニケーションネットワークの構造も，チーム内で情報がどのように伝達され，共有されるかに大きく影響する。完全連結型のような，メンバー間での情報の伝達やフィードバックが相互に多発的に行われやすいコミュニケーションネットワークをもつチームでは，コミュニケーションの重なりが増えるため，エラーが起きた際に見つかりやすいと考えられる。

3.3.2. 個人の取り組み

　一方，個人としてはどのようなスキルや行動が必要だろうか。エラーに気づくことのできる知識や経験を積むことはもちろん必要であるが，エラーに気づいたとき，確認や指摘を行い，修正につながるようなコミュニケーションを行うことのできるスキルをもつことも非常に重要である。他の医療者のエラーに気づいたり，疑問を感じたりするようなことがあったとき，相手が先輩や上司であればなおさら，指摘しにくいことがある。そのような場合であっても，相手を尊重しつつ，自分の考え，気持ちを他者にきちんと伝えることがエラーの回復のためには重要になる。

　そのようなコミュニケーションスキルの1つに，アサーティブ・コミュニケーションがある[11]。アサーション（assertion）とは，自分の考えや気持ちを率直に，その場の状況に合った適切な表現方法で表現し，相手も尊重しつつ自分の考えを表現するコミュニケーションである。自分が我慢して相手に何も言わない（非主張的），あるいは逆に，

相手を非難して追い詰め自分が優位に立つ（攻撃的）ような自己表現は，いずれもアサーティブではない。

　相手を思いやりつつ自分の意見も大切にするアサーティブな自己表現では，相手に伝える適切なタイミングを選ぶこと，相手の反応に注意し，相手の考えや気持ちを読み取りながら，自分がどう感じているか，なぜそう感じるのか，どうしてほしいのかを伝えること，依頼事項は肯定的，具体的に伝えることなどが重要となる。これによって，相互に尊重された感覚をもつことができ，相談しやすい，一緒に仕事をしたいという関係を築くことにつながるとされる。

4. まとめ

　保健医療のさまざまな場面において，多職種連携がうたわれ，さまざまな職種によるチームが組まれることが多くなっている。集団におけるコミュニケーションは，1対1のコミュニケーションとはまた異なる特徴をもつ。多職種連携を実践するためには，チームをうまく機能させ，その目的を達成するために協働できる能力をもった保健医療専門職の育成が前提となる。他の職種の役割や専門性を知ることは，自分自身の職種の専門性をより明確し，チームにおける役割や責任を理解することにもつながる。それに基づき，集団で課題に取り組む際に必要とされるコミュニケーションの能力，リーダーシップ行動などについても身につけておくことが重要になっている。

🚩 課 題

❶ あなたが所属している組織，集団のコミュニケーションネットワークはどのような構造をしているか考えてみよう。

❷ これまであなたが経験した集団での優れたリーダー，効果的でないリーダーについて，この章で学んだリーダーシップの理論をもとに説明してみよう。

❸ グループやチームで課題や作業を行う際，他のメンバーのエラーに気づいていながら指摘しなかったり，指摘したのに受け入れてもらえなかったりした経験はあるだろうか。それはなぜだったのか，どう伝えたらよかったのか，考えてみよう。

引用文献
　1. 厚生労働省．チーム医療の推進について：チーム医療の推進に関する検討会 報告書；2010. [Available from: https://www.mhlw.go.jp/shingi/2010/03/dl/s0319-9a.pdf.]
　2. 多職種連携コンピテンシー開発チーム．医療保健福祉分野の多職種連携コンピテンシー；2016. [Available from: http://www.hosp.tsukuba.ac.jp/mirai_iryo/pdf/Interprofessional_Competency_in_Japan_ver15.pdf.]

3. 三隅二不二, 河津雄介, 武田忠輔. 組織体の PM 式管理・監督行動類型が, 生産性とモラールにおよぼす効果に関する実証的研究. 教育・社会心理学研究. 1967; 6(2): 111-23.

4. Cummings GG, MacGregor T, Davey M, Lee H, Wong CA, Lo E, et al. Leadership styles and outcome patterns for the nursing workforce and work environment: a systematic review. Int J Nurs Stud. 2010; 47(3): 363-85.

5. 小野善生. 最強の「リーダーシップ理論」集中講義: 日本実業出版社; 2013.

6. 山口裕幸. チームワークの心理学: よりよい集団づくりをめざして: サイエンス社; 2008.

7. 佐相邦英. チームによるエラー防止に向けて -- チームエラーの概念から考える (特集 エラーを防止できるチーム体制めざして). 看護管理. 2002; 12(11): 826-9.

8. The Joint Commission. Sentinel Event Data Root Causes by Event Type 2004 – 2015; 2016. [Available from: https://hcupdate.files.wordpress.com/2016/02/2016-02-se-root-causes-by-event-type-2004-2015.pdf.]

9. 東京慈恵会医科大学附属病院. チームステップス日本版医療安全: アメリカ発! チームで取り組むヒューマンエラー対策: メジカルビュー社; 2012.

10. 森永今日子, 山内桂子, 松尾太加志. 医療事故防止におけるチームエラーの回復に関する研究 (1) エラーの指摘を抑制する要因についての質問紙調査による検討. 北九州市立大学文学部紀要 人間関係学科. 2003; 10: 55-62.

11. 勝原裕美子. Be・アサーティブ!: 現場に活かすトレーニングの実際: 医学書院; 2003.

参考文献（さらに学びたい人のために）

1. 勝原裕美子. Be・アサーティブ!: 現場に活かすトレーニングの実際: 医学書院; 2003.

2. 小野善生. 最強の「リーダーシップ理論」集中講義: 日本実業出版社; 2013.

3. 鷹野和美 編著. チーム医療論: 医歯薬出版株式会社; 2002.

4. 東京慈恵会医科大学附属病院. チームステップス日本版医療安全: チームで取り組むヒューマンエラー対策アメリカ発!: メジカルビュー社; 2012.

第7章
健康教育とヘルスキャンペーン

　日本では，従来，健康診断を中心として早期発見・早期治療を目指す二次予防に重点が置かれてきたが，必ずしも有効性や費用対効果が高くないことが指摘されるようになり，次第に健康増進・発症予防を目的とした一次予防への転換が進められてきた。2000年に厚生労働省は，一次予防を目的とした「21世紀における国民健康づくり運動」（「健康日本21」）を策定し，2013年からは健康日本21（第2次）へと継承されている。

　健康に関する態度や行動を変えようとする働きかけは，医療機関における医療者と患者の間だけでなく，学校，職場，地域などさまざまな場面で行われている。本章では，必ずしも患者ではない集団を対象とし，予防や健康の維持向上のために働きかけるコミュニケーションについて考える。

📖 **本章で学ぶこと**
- 主要な健康行動理論のモデルと概念を学ぶ。
- ソーシャル・マーケティングの基本的な考え方と手法を理解する。
- 行動経済学的な働きかけの仕組みを知る。

💡 **本章のキーワード**
健康信念モデル，計画的行動理論，自己効力感，変化のステージモデル，イノベーション普及理論，ソーシャル・マーケティング，行動経済学

1. 健康教育とは

　健康教育とは，「意識的に企画された学習の機会を意味し，個人や集団の健康を導くような知識の向上や生活技術の育成など，ヘルスリテラシーの改善をねらった様々な形のコミュニケーションを含む」とされる[1]。第1章で，WHOによる健康についての定義を紹介したが，1986年のWHO会議で採択されたオタワ憲章では，健康について，「人生の目的そのものではなく，日常生活をすごすために必要な資源と見なされる。身体的な能力のみならず，社会資源や個人の能力なども含めた概念である」と述べている。つまり，健康であることは目的ではなく，人生の目的を達成するための資源ということである。オタワ憲章では，「人々がみずからの健康をコントロールし，改善することができるようにするプロセス」として，ヘルスプロモーションの概念が提唱された。このヘルスプロモーションの中心に位置づけられてきたのが，健康教育である。ここでの健康教育とは，単に健康に関する情報を伝達することだけではなく，健康の改善に取り組むために必要な動機や技術，自信（自己効力感）を育てることも含んでいる。

2. 健康行動理論

　1970年代から，食習慣，運動習慣，喫煙，飲酒などの生活習慣が，多くの疾患の発症に深く関係していることが明らかになり，「生活習慣病」という概念が確立してきた。その予防と治療には，人が健康のためによいとされる行動をとり，それを維持することが必要であると考えられるようになった。このような生活習慣行動の変容を促すために，学習理論や行動変容などのさまざまなモデルを含む行動科学理論を基礎にした健康教育プログラムが開発，実施されてきた[2]。ここでは，効果的なヘルスコミュニケーションを考える上で知っておきたい基礎的な理論やモデルを紹介する。

2.1. 健康信念モデル

　健康信念モデル（Health Belief Model）では，人が健康によいとされる行動をとるようになるには，健康について「このままではまずい」という危機感（脅威）を感じること，行動をとることのプラス面がマイナス面よりも大きいと感じること（損得勘定）が必要であると考えられている（図7−1）。

　では，この脅威を感じるのは，どのようなときなのだろうか。このモデルでは，このままだと病気や合併症になる可能性が高いと感じること（罹患性），病気や合併症になると，その結果が重大であると感じること（重大性）の2つの条件が満たされた場合に，危機感が生まれ脅威を感じるとしている。例えば，禁煙するという行動変容を考えたとき，「このまま喫煙を続けると，自分が肺がんや心臓病になるかもしれない」と思い，「肺がんや心臓病になったら大変だ」と思ったとき，脅威を感じることになる。

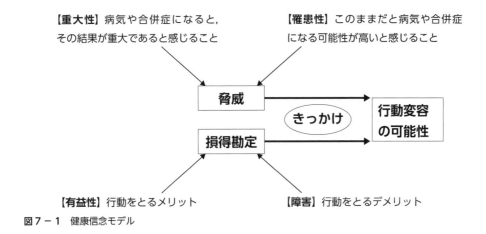

図7－1　健康信念モデル

　次に，行動をとるメリット（有益性）が行動をとるデメリット（障害）よりも大きいと感じ，損得勘定が「得」に傾く必要がある。禁煙によって，例えば，「タバコ代がかからなくなる」「肌がきれいになる」などのメリットと，「太る」「ストレス解消ができない」などのデメリットを差し引きし，メリットが大きいと判断されるかどうかである。そして，脅威が感じられ，損得勘定が得に傾いたときに，何らかのきっかけ（医師や家族に勧められたなど）が与えられると，行動変容が起こる可能性が高い。

　この健康信念モデルは，もっとも広く知られている古典的なモデルである。一方，個人の「信念」にばかり焦点があり，周囲からの影響があまり考慮されていないなどの短所も指摘されている。

2.2.　計画的行動理論

　計画的行動理論（Theory of Planned Behavior）では，人が行動を起こすには，「その行動をとろう」と思う「意図」がもっとも重要であると考える。この「意図」に影響を与える要因として，本人がもつ「行動への態度」「主観的規範」（家族などの周囲の重要な他者からの期待）と「行動コントロール感」（その行動をとることができそうだと思うこと）を挙げている（図7－2，次頁）。

　例えば，「健康のために運動すべきだ」と自分で思っており，家族からも「少しは体を動かした方がよい」と勧められ（主観的規範），「生活の中で運動を取り入れられる」と思う（行動コントロール感）場合に，「運動しよう」という行動意図が形成されるということである。逆に言えば，もし行動への態度，主観的規範，行動コントロール感の3つのうち，欠けているもの，弱いものがあれば，それを高める働きかけをすることで，行動意図を強め，行動につなげることができる。

　このモデルは，行動を意図する過程を詳細に説明でき，個人の損得勘定だけでなく，周囲からのプレッシャーなどの影響も考慮している点で優れている。一方で，理性的でない行動（感情の影響）が抜けていること，意図から行動に必ずしもつながらないことがあることが指摘されている。

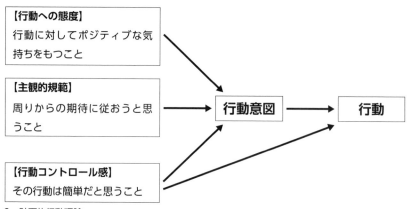

図7-2 計画的行動理論

2.3. 自己効力感

　自己効力感（self-efficacy）とは，バンデューラ（Bandura, A.）が提唱した概念で，「ある特定の行為を成就するのに必要な行動を，組織化して行う自分の能力に対する信念」である[3]。つまり，自分はその行動をうまくやることができるという自信であり，自信があれば，その行動をとる可能性が高くなり，行動を維持しやすくなる。

　この自己効力感は，以下のようなことから生み出される。

①**自己の成功経験**：明確な目標を段階的に示す，繰り返し練習するなどして，うまくできたという成功体験を積み重ねる。

②**代理的経験**：身近なロールモデルを探し，似たような状況で同じ目標をもっている人の成功体験や問題解決法を学ぶ。

③**言語的説得**：目標を達成できたことについて，周囲からフィードバックが得られる。専門性をもつ人から認められ，励まされる。

④**生理的・情動的状態**：「すっきりした」「楽しかった」などポジティブな体感をもつ。予測される生理的状態を理解し，ネガティブな思い込みから解放される。

　すなわち，これらを高めるような支援を行うことで，自己効力感を高め，行動を起こすよう促せる可能性がある。

2.4. 変化のステージモデル

　変化のステージモデルでは，人の行動が変わり，それが維持されるには図7-3に示した5つのステージを通ると考える。

　対象者がこれらのどのステージにいるかによって，行動変容を促すための有効な働きかけは異なる（表7-1）。前半の前熟考期から準備期に移っていく際には，考えや

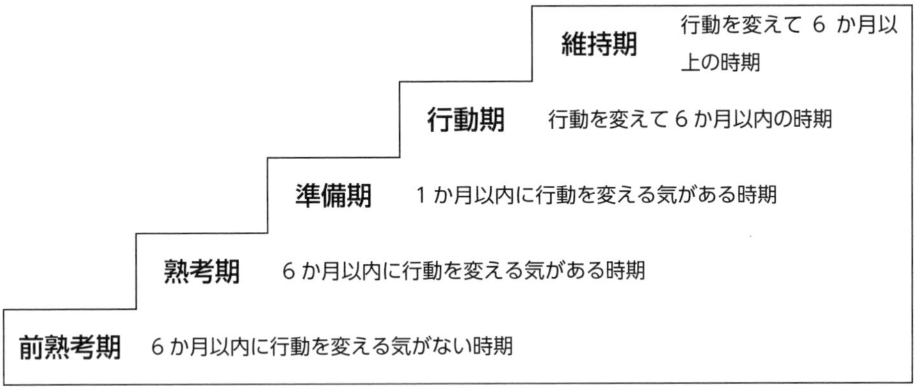

図7－3　変化のステージモデル

表7－1　ステージを移動させる働きかけ

ステージ	働きかけ	具体的介入方法
前熟考期	病気や健康に関する知識を増やし，行動変容の必要性を自覚してもらう。	●意識の高揚：健康に関する情報を集めて，理解する。
熟考期	何が行動変容の障害になっているかを話し合い，動機づけと行動変容に対する自信をより強くもってもらう。	●感情的経験：行動変容しないことによる健康への脅威に関して，感情的な面から経験する。
準備期	行動変容の決意を固め，具体的で達成可能な行動計画を立てる。	●環境の再評価：問題行動を続けること，または行動変容することが，周りの環境に与える影響を再評価する。 ●自己の再評価：問題行動を続けること，または行動変容することが，自分に及ぼす影響を再評価する。
行動期	行動変容の決意が揺らがないようにフォローする。	●コミットメント：行動変容することを決意して表明することや，行動変容する能力を信じる。 ●行動置換：不健康な考え方や行動の代わりになるよう健康な考え方や行動を取り入れる。 ●援助関係の利用：ソーシャルサポートを活用する。 ●強化マネジメント：行動変容に対して自分自身や他人から褒美を得る。 ●刺激の統制：問題行動のきっかけになる刺激を避け，健康行動をとるきっかけになる刺激を増やす。
維持期	再発予防のための問題解決をする。	

認知面に関する働きかけが有効であり，準備期から維持期にかけての後半のステージでは，行動に関する働きかけがより有効であるとされる。

　変化のステージモデルは，失敗してステージが逆戻りすることもあらかじめ前提にするなど，極めて実践的なモデルである。また，各ステージに沿って，さまざまな手法が一同に整理されていることも利点である。禁煙や喫煙の予防に関する研究のレビューを行った研究では，変化のステージモデルに基づいて行われた介入の多くは効果があったことが示されている[4]。一方，必ずしもステージを段階的に進むとは限らないこと，

前熟考期に対する介入の示唆に乏しいこと，環境・社会関係の影響が希薄であることなどの短所も指摘されている。

2.5. イノベーション普及理論

ここまでのモデルが個人の行動に関するものであるのに対し，イノベーション普及理論（Diffusion of Innovations Theory）は，新しいアイディアや製品（イノベーション）がどのように人々や組織，社会の中で広まっていくかについての理論である[5]。イノベーションは，ある期間の中で，社会システムにおけるさまざまな伝達経路を通じて広まっていく。健康教育やヘルスキャンペーンにおいても，対象者に新たな態度や行動（イノベーション）を採用してもらうためには，次のようなことが伝わる必要がある。

・イノベーションが，これまでのものよりも優れていること（相対的優位性：Relative advantage）。
・その対象者の生活の中に一致し，吸収できること（両立可能性：Compatibility）。
・複雑ではなく，簡単に取り入れて使えること（複雑性：Complexity）。
・取り入れようか検討しながら試してみられること（試行可能性：Trialability）
・イノベーションが目に見え，変化が明らかに分かること（観察可能性：Observability）。

イノベーションを採用に対する態度は個人によって異なり，次の5つのタイプに分類される（図7－4）。

①革新者（Innovators）：イノベーションを最初に採用する人々。社会の価値からの逸脱者であり，冒険者である。
②初期採用者（Early adopters）：進取の気性に富んでいるが，イノベーションが価値適合的であるかどうかを判断した上で採用する人々。社会の平均的メンバーと革

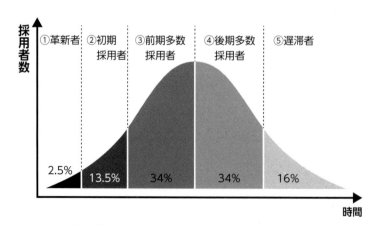

図7－4　イノベーションの普及プロセス

新者ほどかけ離れていないため，オピニオン・リーダーとして最適とされる。

③前期多数採用者（Early majority）：社会的には比較的早くイノベーションを採用する人々。

④後期多数採用者（Late majority）：社会の平均的メンバーが採用した直後に採用する人々。イノベーションの有用性に確信を抱いても，採用へと踏み切るためには，さらに仲間の圧力によって採用を動機づけられることが必要な大勢順応型である。

⑤遅滞者（Laggards）：イノベーションを最後に採用する人々。大部分は孤立者に近い。疑い深く伝統志向である場合が多い。

　革新者が主にイノベーションの目新しさだけに注目して取り入れるのに対して，初期採用者はそのイノベーションがもつ利点に着目し，その用途や利用方法を考え，生活にフィットしたものにして取り入れていく。その意味で，一般に初期採用者は，所属している集団の他のメンバーにそのイノベーションのよさを分かりやすく示し，広めるオピニオン・リーダーとして，普及に大きな影響力をもつとされる。

3. ソーシャル・マーケティング

3.1. マーケティングとは

　まず，マーケティングとは何だろうか。マーケティングと聞くと，企業などが消費者や社会のニーズなどを把握するために行う調査などをイメージする人も多いかもしれない。そのような市場調査はマーケティングのプロセスの一部ではあるが，そのものではない。マーケティングの定義はさまざまであるが，2007年の米国マーケティング協会による定義では，「マーケティングとは，顧客，クライアント，パートナー，および社会全体にとって価値ある提供物を創造，伝達，流通，交換するための活動であり，一連の制度であり，プロセスである」とされている。

　マーケティングにおいては，自社の製品（アイディアやサービスの場合もある）が売れるようにするために，市場を細分化すること（セグメンテーション）によって，売りたい相手を明確化し（ターゲッティング），ターゲットのニーズに基づいて製品を開発し，その製品が競合する他の製品と比較して選ばれるように位置づけ（ポジショニング）する。製品がよく売れるためには，よい製品（Product）を適正な価格（Price）で，うまく流通させ（Place），適切に宣伝（Promotion）することが必要となる。これらは，マーケティングの"4つのP"とも呼ばれ，企業がマーケティングの目的を達成するために組み合わせて用いられる。

　例えば，新しいお菓子を開発して売り出したいと思ったら，男性向けなのか女性向けなのか，若者なのか中年層なのか，サラリーマンか学生か主婦かなど主にターゲットとする消費者を明確にし，競合する他社のお菓子や食品よりもよいものとして選んでも

らえるような製品にするために，名前やパッケージ，キャッチコピーなども工夫する必要がある。また，よい製品だが（Product はよいが）高すぎる（Price が問題），または知られていない（Promotion が問題），安いけれどおいしくない（Price はよいが Product が問題），宣伝はされているが手に入りにくい（Promotion はよいが Place が問題）など，前述の4つのPのうちどれかだけが優れていても，必ずしも売れ行きは期待できない。売れるためには，これら4つのPをうまく組み合わせていく必要がある。

3.2. ソーシャル・マーケティング

ソーシャル・マーケティングという言葉は，1970 年代にコトラー（Kotler, P.）が使用したのが始まりとされる。ソーシャル・マーケティングとは，「ターゲットとなる対象者と社会の福祉の向上を目的として，対象者の自発的な行動に影響を及ぼすためにつくられたプログラムの分析，計画，実施，評価に商業分野のマーケティング技術を応用することである」と定義される[6]。ソーシャル・マーケティングの定義の要点として，以下の8つの基準が挙げられている[7]。

① **顧客志向**：対象者の視点を理解し，そのニーズを探ることにより，行動変容につながるより効果的なメッセージの発信を心がける。

② **行動**：行動の変容を目的とし，測定可能な特定の行動目標を設定する。人は知識や信念だけでなく，環境や資源などの影響を受けることを理解する。

③ **理論**：プログラムの開発過程で，生物・物理的，心理的，社会的，環境的のさまざまな領域の理論を統合して用いる。前述の変化のステージモデル，計画的行動理論，イノベーション普及理論などは，しばしば用いられる行動科学の理論である。

④ **洞察**：対象者の動機づけについて深い理解を得ることに重点を置く。

⑤ **交換**：対象者が行動を起こすためには，行動を起こすベネフィットがコストを上回る必要がある。対象者が自発的に行動を採用するよう，価値観に配慮しながら，インセンティブ（参加や行動変容に対する報酬や満足感が得られるようにするなど）を用いる。

⑥ **競争**：競合する心理的要因，外的要因に注意を払う。これらの要因を除去，抑制するための手立てをする必要がある。

⑦ **セグメンテーションとターゲッティング**：対象者を特定の基準に基づいて細分化し，そのセグメントに応じた介入を行う。セグメンテーションには，年齢や性別などはもちろんだが，例えば変化のステージモデルにあるような行動への準備状況など心理的な変数もより詳細な基準になり得る。

⑧ **メソッド・ミックス**：1つの介入やアプローチに頼りすぎず，相乗効果をあげるために他の方法も考慮しながら，全体的な効果を高める。

よい製品が必ずしも売れないことがあるように，正しい知識やとるべき健康行動を伝えても，患者や市民がそれに従って行動してくれるとは限らない。マーケティングに

おいて，消費者に「製品」を「購入してもらう」ために培われてきた考え方や技術が，保健医療分野のソーシャル・マーケティングでは，対象者に「健康によい行動」を「採用してもらう」ために応用できるのではないかということである。すなわち，「正しい知識」をきちんと伝えれば，患者は健康的な行動をとるはずである（よい製品をつくれば売れる）という従来の患者教育や健康教育から，マーケティングで用いられる考え方を応用して，勧めたい行動を対象者に採用してもらうためにはどうしたらよいのかを考えていくことになる。

3.3. 保健医療におけるソーシャル・マーケティング

　ソーシャル・マーケティングは，保健医療の領域においても，食行動，身体活動，アルコールや薬物の乱用防止など，さまざまな問題行動の改善のためのプログラムに適用されており，一定の有効性が示されている[8]。インターネットなどの情報技術の急速な発達により，ソーシャルメディアなどを活用したソーシャル・マーケティングが可能になり，小規模な組織や低予算でもソーシャル・マーケティングを応用できる可能性が広がっている。

4. 行動経済学に基づくコミュニケーション

　近年，保健医療の分野においても，行動経済学に基づく働きかけが注目されてきている[9, 10]。従来の経済学では，人は合理的で功利的な判断のもとに動くとされていた。しかし，実際には，私たちは健康に悪いと分かっていながらタバコを吸ったり，ジャンクフードを食べ続けてしまったりするなど，しばしば不合理な判断や行動をする。行動経済学は，そのような一見すると不合理な人間の判断や行動を，心理学の理論やモデルなどに基づいて説明しようとしてきた。

4.1. 二重過程理論

　その基盤とされた理論の1つが，二重過程理論である。行動経済学者のカーネマン（Kahneman, D.）は，これに基づき，人が意思決定をする際，2つのプロセス，「速い思考（ファスト）：システム1」と「遅い思考（スロー）：システム2」があると説明した[11]。システム1は，時間やエネルギーをかけずに，無意識的，自動的，直感的に判断するシステムである。一方，システム2は，情報をよく精査，吟味し，熟考した上で判断を下す場合であり，意識的に努力して多面的に比較し，選択肢を選ぶ作業が行われる。

　従来の健康教育におけるコミュニケーションでは，計画的行動理論などにも見られるように，主にシステム2を前提としたアプローチをとってきた。望ましい判断ができるよう，罹患性や重大性について正確な情報を十分に提供し，行動のメリットやデメリットについて吟味できるように伝えようとするものである。一方，営利企業の広告では，しばしばシステム1に働きかけることを意図したものが多用され，人々の行動に大きな

影響を与えることが分かってきた。

　システム1による意思決定は，リスクやベネフィットについての計算よりも，感情的な反応で決まる。その際，認知的容易性（cognitive ease）が重要な要因であり，認識しやすい刺激（文字，画像，音声など）を提示することで，受け手はそのメッセージに対して親しみや快さ，信頼を感じやすく，心地よい気分となって警戒を解くとされる。つまり，システム1が肯定的に働くためには，この認知的容易性を高めることが重要であり，そのためにはメッセージを繰り返し提示する，見やすく提示する，事前に関連情報を提示しておく，受け手がよい気分のときに働きかけることなどが影響する。

4.2.　ナッジ理論

　このような人間の行動経済学的な特性を踏まえた上で，望ましい健康行動を促すことを目指したナッジの介入研究も行われている。ナッジ（Nudge）とは，「軽く突く，肘でつつく」という意味をもった語であり，行動経済学において，人々が強制によってではなく自発的に望ましい行動を選択するよう促す仕掛けや手法を指す。

　しばしば用いられ，有効性が示されているのが，デフォルト設定の変更である。望ましい行動や選択肢をデフォルト設定にしておくと，それを選ぶ人が増えるとされる。保健医療分野においても，例えば，終末期の治療において緩和ケアと延命治療を選択する事前指示の意思決定をする際，いずれかの選択肢をデフォルトに設定した書類を用いると，その選択肢を選ぶ人の割合が高かったという研究がある[12]。また，健康行動についても，ブッフェ形式で食事をとる際，サラダをとってほしい量ずつ小鉢に盛り付けておくと，野菜の摂取量が増えたと報告されている[13]。

5.　まとめ

　集団を対象とした健康教育やヘルスキャンペーンは，1対1でのコミュニケーションと並んで，予防や健康の維持向上を目指すヘルスコミュニケーションの重要な領域である。集団の特徴を捉え，より効果的なコミュニケーションを行うために，ここで紹介した以外にもさまざまな行動科学の理論が用いられてきた。一方で，理性に働きかけるアプローチの限界が認識されるとともに，感情や直感に訴えるアプローチも注目されるようになってきた。それぞれの特徴を理解した上で，どのような場面でどのアプローチを用いてコミュニケーションを図っていくのが効果的なのかを考えていく必要がある。また，ヘルスキャンペーンにはマスメディアやインターネットが使われることも多いが，これらを通じたコミュニケーションについては，第9章，第10章でそれぞれ扱う。

課 題

❶ あなたが最近変えた，あるいは変えたいと思っていて変えられない行動を
1つ取り上げ，本章で学んだ理論，モデルを用いて分析してみよう。なぜ
変えることができた（できない）のだろうか。

❷ 禁煙を始めたばかり（行動期）の人が維持期に移行できるようサポートす
る働きかけを，変化のステージモデルに基づいて具体的に挙げてみよう。

❸ 人々にとってもらいたい健康行動を1つ取り上げ，ソーシャル・マーケティ
ングの考え方に基づいて，それを広めていくための方法を考えてみよう。

引用文献

1. Nutbeam D. Health promotion glossary. Health Promotion International. 1998; 13(4): 349-64.

2. Glanz K, Rimer BK, Viswanath K. Health Behavior: Theory, Research, and Practice: Wiley; 2015.

3. Bandura A. Self-efficacy: toward a unifying theory of behavioral change. Psychol Rev. 1977; 84(2): 191-215.

4. Spencer L, Pagell F, Hallion ME, Adams TB. Applying the transtheoretical model to tobacco cessation and prevention: a review of literature. Am J Health Promot. 2002; 17(1): 7-71.

5. Rogers EM. Diffusion of Innovations, 5th Edition: Free Press; 2003.

6. 松本千明. ソーシャル・マーケティングの基礎: 医歯薬出版; 2004.

7. 上地広昭, 竹中晃二. 行動変容のためのソーシャル・マーケティングの活用. 日本健康教育学会誌. 2012; 20(1): 60-70.

8. Gordon R, McDermott L, Stead M, Angus K. The effectiveness of social marketing interventions for health improvement: what's the evidence? Public Health. 2006; 120(12): 1133-9.

9. Roberto CA, Kawachi I. Behavioral Economics and Public Health: Oxford University Press; 2016.

10. 大竹文雄, 平井啓. 医療現場の行動経済学: すれ違う医者と患者: 東洋経済新報社; 2018.

11. カーネマン D. ファスト＆スロー: あなたの意思はどのように決まるか?: 早川書房; 2012.

12. Halpern SD, Loewenstein G, Volpp KG, Cooney E, Vranas K, Quill CM, et al. Default options in advance directives influence how patients set goals for end-of-life care. Health Aff (Millwood). 2013; 32(2): 408-17.

13. Friis R, Skov LR, Olsen A, Appleton KM, Saulais L, Dinnella C, et al. Comparison of three nudge interventions (priming, default option, and perceived variety) to promote vegetable consumption in a self-service buffet setting. PLOS ONE. 2017; 12(5): e0176028.

参考文献（さらに学びたい人のために）

1. 一般社団法人日本健康教育学会. 健康行動理論による研究と実践: 医学書院; 2019.

2. 松本千明. 医療・保健スタッフのための健康行動理論の基礎: 生活習慣病を中心に: 医歯薬出版; 2002.

3. 松本千明. ソーシャル・マーケティングの基礎: 医歯薬出版; 2004.

4. Abraham C, Kools M. 行動変容を促すヘルス・コミュニケーション: 根拠に基づく健康情報の伝え方: 北大路書房; 2018.

5. 島崎崇史. ヘルスコミュニケーション: 健康行動を習慣化させるための支援: 早稲田大学出版部; 2016.

6. 米国立がん研究所. ヘルスコミュニケーション実践ガイド: 日本評論社; 2008.

7. Roberto CA, Kawachi I. Behavioral Economics and Public Health: Oxford University Press; 2016.

8. 奥原剛. 実践 行動変容のためのヘルスコミュニケーション: 人を動かす10原則: 大修館書店; 2021.

コラム　健康医療情報の分かりやすさと説得力を高める 10 原則
－お薬，シメジのシチュウの原則－

　人は分かりやすく説得力のある話に動かされる。米国の「Healthy People 2010」におけるヘルスコミュニケーションの定義は，"inform and influence" と 2 つの語を併記している [1]。情報提供の分かりやすさ（inform）と人を動かす説得力（influence）は，ヘルスコミュニケーションの両輪である。

　健康教育やヘルスキャンペーンは，印刷物の啓発資料，ウェブサイト，ソーシャル・ネットワーキング・サービスや，健康教室，個人面談などを通じて行われる。しかしその内容は，市民・患者にとって専門用語が多く理解しづらい，行動変容につなげるための工夫がないなど，分かりやすさと説得力に欠ける例は少なくない。

　そこで筆者は，分かりやすく説得力のある健康医療情報を作成するための 10 原則を開発した（表）。社会心理学者 William J. McGuire の Communication and persuasion matrix [2] を枠組みに，文献レビューにより興味・理解・態度変容・記憶・行動を促す変数を収集し整理したものだ。現場の保健医療専門職の方々に覚えて使っていただきやすいように，頭文字をとって「お薬，シメジのシチュウの原則」と呼んでいる [3, 4]。

　対象者の興味をひくには驚きを与えるとよい。例えば，油の入った計量カップを見せ，「スナック菓子 1 袋には約 30 グラムの油が入っています。スナック菓子 1 袋を食べるのは，この油を一気飲みするのと同じです。あなたは飲めますか？」と問いかけるなどである。態度変容や行動変容には，「5 人のうち 4 人が受診している」など他の人たちの行動を数字で示すとよい。これは社会的証明（social proof）の効果と呼ばれ，ナッジ理論の 1 つである。体験談などのストーリーを用いて説得力を高める方法も近年，narrative persuasion と呼ばれ注目されている。また，対象者に「いつ，どこで，どのように行動するか」をシミュレーションしてもらうと行動がとられやすい。これは実行意図（implementation intention）の効果である。中学生にも分かるように平易に伝えると，好意や信用を得やすい。これは処理流暢性（processing fluency）の効果である。その他，各原則の詳細については文献を参照されたい [3, 4]。

　健康保険組合で実施したランダム化比較研究では，10 原則を使い改善したがん検診案内を受け取った人たちでは，改善前のがん検診案内を受け取った人たちより，受診率が約 15％高かった [5]。別の健康保険組合では，10 原則を使い特定保健指導案内を改善したところ，参加率が前年度比で約 10％向上した [6]。保健医療専門職が 10 原則を使うなどして「何を，

表　分かりやすさと説得力を高める 10 原則

オ	驚きを与える
ク	クイズを使う
ス	数字を使う
リ	ストーリーを使う
シ	視覚的・具体的に伝える
メ	メリット・デメリットで感情に訴える
ジ	情報量を絞る
シ	シミュレーションしてもらう
チュ	中学生にもわかるように伝える
ウ	受け手の欲求を考える

どう伝えるか」を工夫すれば，費用をかけずに成果をあげられる可能性がある。

東京大学大学院 医学系研究科 准教授　奥原剛

引用文献

1. Healthy People 2010. Washington, DC: US Department of Health and Human Services; 2000.
2. McGuire WJ. McGuire's classic input-output framework for constructing persuasive messages. In: Rice RE, Atkin CK, editors. Public communication campaigns, 4th ed. Thousand Oaks, CA: SAGE Publications; 2013. pp. 133–46.
3. 奥原剛. へるすあっぷ 21，大改善！健康情報 Before After. 法研. 2017 年 4 月号〜2018 年 3 月号.
4. 奥原剛. へるすあっぷ 21，健康情報の発信に生かす説明力. 法研. 2019 年 6 月号，16-17 頁.
5. Okuhara T, Ishikawa H, Okada M, Kato M, Kiuchi T: Processing fluency effect of a leaflet for breast and cervical cancer screening: a randomized controlled study in Japan. Psychology, Health & Medicine 23(10):1250-1260, 2018.
6. へるすあっぷ 21，特定健診・特定保健指導の課題解決に向けて. 法研. 2019 年 7 月号，14-17 頁.

第 8 章

リスクコミュニケーション

　インフォームド・コンセントの項目にも必ず挙げられるように，保健医療におけるコミュニケーションでは，リスクに関する情報のやりとりがつきものである。これは，1対1の対面でのコミュニケーションの場合もあれば，メディア等を通じて不特定多数に向けて行われる場合もある。リスクコミュニケーションの基本となる考え方やスキルの多くは，従来の心理学などの知見に基づいている。本章では，リスクとは何かを理解し，特に健康や医療に関連したリスクコミュニケーションについて，保健医療専門職として必要とされるアプローチを学ぶ。

📖 本章で学ぶこと

・リスク認知，リスク受容に影響する要因について理解する。
・リスクコミュニケーションの流れと方略を知る。
・リスクメッセージを作成する上での注意点を理解する。

💡 本章のキーワード

リスク，リスク認知，リスク受容，リスクコミュニケーション，クライシスコミュニケーション，フレーミング

1. リスクとは

コミュニケーションという語と同様，リスク（risk）もカタカナ表記で使われることが多い。一般的には「危険」と訳されることがしばしばあるが，必ずしもリスクの概念の本質を捉えた訳語とは言えない。さまざまな学問分野で用いられる概念であるため，統一的な定義は難しいが，日本語でしばしば引用される標準的な定義の1つが，「人間の生命や経済活動にとって，望ましくない事象の発生する不確実さの程度及びその結果の大きさの程度」である [1]。リスク研究においては，ハザード（人やものに対して，害を与える可能性がある行為や現象）による「被害の生起確率」と「被害の大きさ」の積として定義されることが多い [2]。すなわち，リスクは，ハザードによる被害がどの程度の大きさで，どのくらい生じる可能性があるかという期待値として示される。

1.1. リスク認知

リスクコミュニケーションを行う上で重要なのが，人々や社会がそのリスクをどのように認知しているかというリスク認知（risk perception）である。同じリスクであっても，個人によってそのリスク認知は異なることがある。とりわけ，専門家と一般市民との間でしばしば乖離があることが知られている。

この原因の1つとして，「被害の生起確率」を考える際，一般市民の確率判断には，さまざまなバイアスが生じるためであることが指摘されている。専門家が考える確率論的規範解と一般市民が用いる日常的確率判断とのずれは，日常生活において人間がどの情報に重きを置いて物事を決めているかが影響している。

例えば，最近起こった災害やマスメディアで多く報道される種類の事故については，生起確率が高く見積もられることが多い。これは，ある事象が起きる確率を，該当する事例が思い浮かびやすいか（利用しやすさ）に基づいて判断しているためである（利用可能性判断）。利用しやすさは現実の生起頻度とは必ずしも対応しないため，目立ちやすく選択的に記憶されやすい事象は，その頻度が過大に見積もられる傾向がある。

また，ある事例が，そのリスク事象を代表していると認知すると，もともとの全体的な確率を無視して，その生起確率を高く判断することがある（代表性判断）。例えば，胃潰瘍と胃がんの初期症状は似ており，胃潰瘍は胃がんよりもはるかに生じる確率が高いが，胃がんに典型的に当てはまる症状が意識されると，胃がんの可能性を過大に見積もるような例である。

もう1つには，一般市民は，そもそも専門家がリスクを評価する際に注目する「被害の生起確率」と「被害の大きさ」の積による期待値とはまったく異なる点に注目してリスクを捉えていることが挙げられる。個人でコントロールできないリスク，子孫に影響するリスク，目に見えないリスク，新奇なリスクなどについては，人々はより危険度が高いと判断することが指摘されている [3]。このため，例えば，原子力発電についてのリスク認知は，専門家と一般の人々との間で大きなずれが生じることがある。これは，

必ずしも一般市民は非理性的であるということではなく，感情や世界観，価値観などの影響のもとにリスクを認知しているということに注意したい。

一般の人々は，上記のように認知したリスクについて，受け入れられるかどうかで評価している。このリスク受容は，必ずしも「被害の生起確率」や「被害の大きさ」だけで決まるものではない。リスクの受容に影響する要因として，次のようなことがしばしば挙げられる[4]。

・自発的に選んだリスクは，他から強制されたリスクより許容されやすい。
　　＝喫煙者にとっての喫煙，スキー，海水浴など。
・個人がコントロールできるリスクは，他者（企業や政府など）によってコントロールされているリスクより許容されやすい。
　　＝自動車の運転など。
・自然のリスクは，人為的なリスクより許容されやすい。
　　＝洪水，台風などの自然災害など。
・馴染みのあるリスクは，未知のリスクより許容されやすい。
　　＝家庭用の洗剤などの化学製品など。
・明確な便益があるリスクは許容されやすい。
　　＝検査のためのレントゲン撮影，飛行機など。
・生命や健康を脅かすリスクは極めて確率が低くても許容されにくい。
　　＝薬の副作用，がんの原因となる物質への曝露など。

このため，「大気中の有害物質Xのリスクは，喫煙のリスクに比べて低い」というような性質の異なるリスクの比較は，あまり効果的でないことが指摘されている。生起確率の比較では低くても，自発的か，個人がコントロールできるかなどの性質の違いが，そのリスクの受容に大きく影響するためである。

また，このようなリスク受容は，その人のもつ資源や置かれている状況など社会的，心理的，政治的な要因によっても異なる。科学リテラシーや教育は重要だが，それですべてが解決するわけではない。効果的なリスクコミュニケーションのためには，一般の人々のこうしたリスクに対する認知や受容の傾向を理解した上で行っていく必要がある。

2. リスクコミュニケーション

2000年代に入ったころから，日本においてもリスクコミュニケーションという言葉が広まり，注目されるようになった。さらに，2011年の東日本大震災による福島原発

事故を契機に，リスクに対する国民の関心は高まり，リスクコミュニケーションの不備は社会的にも大きな懸念となった。

2.1. リスクコミュニケーションの定義

広く引用されてきたリスクコミュニケーションの定義として，National Research Council（1989）によるものがある。

> ［リスクコミュニケーションとは，］個人，集団，組織間でのリスクに関する情報および意見の相互作用的過程である。それは，リスクの特性に関するメッセージおよびリスクマネジメントのための法規制に対する反応やリスクメッセージに対する反応などリスクに関連する他のメッセージも含む。

ここでは，相互作用的過程（interactive process）とあるように，リスクコミュニケーションは，単に一方向的にリスクに関する意見や情報を伝えることにとどまらず，利害関係者（ステークホルダー）がお互いに働きかけ合い，影響を及ぼし合いながら，建設的に継続されるやりとりであることが強調されている（図8-1）。

また，日本においても，これまでのリスクコミュニケーションに関する概念整理を通じて，木下は「対象の持つリスクに関連する情報を，リスクに関係する人々（ステークホルダー）に対して可能な限り開示し，たがいに共考することによって，解決に導く道筋を探す思想と技術」と定義している[5]。

2.2. クライシスコミュニケーション

リスクコミュニケーションと類似した言葉として，クライシスコミュニケーションがある。リスクコミュニケーションとクライシスコミュニケーションの区別については，さまざまな考え方があるが，時期による分類がその1つである。すなわち，危機が発生

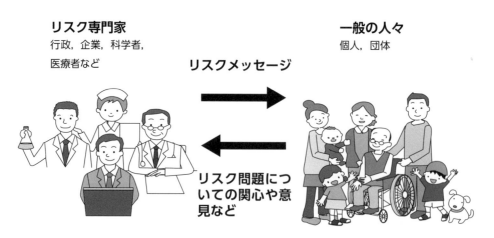

図8-1　リスクコミュニケーション

する前に行われ，起こり得る将来に焦点があるリスクコミュニケーションに対して，クライシスコミュニケーションは，起こりつつある，あるいはすでに起こってしまった危機に焦点があるという考え方である。ここでクライシスとは，リスクが防止できずに重大な事件や問題が発生し，その後引き続く影響によって，日常の社会生活全般が重大な損失を被る緊急事態を指す。ただし，クライシスコミュニケーションを区別して考える立場に立っても，危機発生以前のリスクコミュニケーションが重要であることには変わりはなく，クライシスコミュニケーションの最中にも，さらに起こるかもしれない危機について伝えるリスクコミュニケーションが行われることもある。

2.3. 科学観と科学技術コミュニケーションモデル

　リスクコミュニケーションは，しばしば科学技術コミュニケーションの一部として位置づけられており，科学技術コミュニケーションのあり方と密接な関係をもつ。科学技術コミュニケーションにおいては，「科学とは何か」という科学観が，それをどのように伝えるかというコミュニケーションのモデルに大きな影響を与える[6]。

　科学的な知識は，現在進行形で知識形成が進められており，常に書き換えられ，更新されていくものである。現在出されている科学的知見は，5年後，10年後には書き換えられる可能性をもつ。しかし，私たちはしばしば「科学知識は常に正しく，確実で厳密な答えを用意してくれる」というイメージを抱きがちである。そのため，「確実で厳密な科学的知見が出るまで，環境汚染や健康影響の原因の特定はできない」ことになり，情報のコミュニケーションや対応の遅れにもつながってきた。

　「科学知識は常に正しい」という科学観のもとでは，科学技術コミュニケーションとは，科学的知識をもつ側（専門家）から科学的知識が欠如している側（一般市民）へ情報を伝えることに焦点が置かれる。なぜなら，専門家による科学的評価を一般市民が受容できないのは，一般市民に知識がないからと考えるためである（欠如モデル）。コミュニケーションによって情報を受け取ることにより，一般市民は知識の増えた状態へ移行し，正しい行動をとれるようになるのである。

　一方，科学が書き換わるものであるという科学観に立つと，一般市民は知識がないのではなく，専門家のもつ科学的知識とは異なる文脈における知識や判断基準をもつと考えられる。すなわち，一般市民も，状況（文脈）に即した知識を有しているのである。知識を受け取るとは，それを日常の文脈の中で位置づけ，自らの周りの状況に役立つ形で蓄積することを意味する（文脈モデル）。したがって，ここでのコミュニケーションは，専門家から一般市民への一方向ではなく，専門家も一般市民も互いに知識を受け取る双方向性のものになる。そして，一般市民は，受動的に知識を受け取るだけではなく，それをもとに判断し，意思決定に参加することが求められるのである。これは，前項で示したリスクコミュニケーションの考え方とも密接に結びついている。

2.4. リスクコミュニケーションの送り手の義務

　リスクコミュニケーションは双方向的に行われるものであるが，特にその送り手に

対しては4つの義務があることが指摘されている[7]。

①**実用的義務**：危険に直面している人々は，その危害から逃れられるような情報を与えられなければならない。

②**道徳的義務**：人々は，選択権を行使することができるような情報を得る権利をもっていることを保障する。

③**心理的義務**：人々は情報を求めていることを前提とする。人々が恐怖心を克服したり，欲求を満たしたり，運命をコントロールするために必要な知識を否定することは不合理なことである。

④**制度的義務**：人々は，政府がリスクを効果的かつ効率的な方法で規制することを期待しており，この責任が政府によって適正に果たされているという情報が伝達される必要がある。

リスクコミュニケーションの問題は，送り手にこれら4つの義務を果たす意思がない，もしくは送り手に4つの義務を果たす意思があるが，それを実現する技術的問題がある場合に起きるとされる。

さまざまな分析や批判がされてきた，東日本大震災における福島第一原子力発電所の事故後の放射線に関するリスクコミュニケーションを例に挙げると，上記の義務が適切に果たされていたとは言えないものだったことが分かる。国民がパニックになるかもしれないとの懸念から政府の発表は遅れ，情報の公表が避けられた結果，政府や専門家に対する人々の不信感は強まり，放射線に対する不安は高まっていったのである。

3. リスクコミュニケーションの方略

3.1. リスクコミュニケーションの流れ

リスクコミュニケーションを実施する際の手順として，以下のステップが挙げられている[2]。

①**リスクコミュニケーションの目標を立てる**：リスクコミュニケーションを実施する際には，まず「なぜリスクコミュニケーションをしなければならないのか」「それによって，どんな結果を得たいと期待しているのか」という必要性と期待を明確にした目標を立てる。

②**受け手の特徴や意見，価値観の把握**：実施するリスクコミュニケーションの相手がどのような人か（年齢，性別などの人口統計学的属性，そのリスクに関連する知識，態度や価値観など）を把握する。受け手によって，効果的なコミュニケーションの方法や，伝えるべき内容，表現の仕方も変わるからである。

③コミュニケーション・メッセージの検討：受け手が情報の内容にきちんと注目し，自分のこととして理解できるように明確に伝えることが必要である。これについては後で詳しく述べる。

④上記メッセージの見直し：資料を作成した後は，関心事項に漏れがないか，分かりやすいかどうかについて見直しをすることが必要である。特に，受け手として想定している対象者，ジャーナリストなど外部関係者からの助言は有効である。

⑤リスクコミュニケーションの実施：誰が，いつ，どのような媒体で伝えるかも含め検討し，リスクコミュニケーションを実施する。医療場面では，医療者と患者・家族との対面でのコミュニケーションであることが多いが，行政組織や企業から健康リスクに関して伝える場面では，誰がコミュニケーターとなるか，マスメディアにどう対応するかなども重要になってくる。

⑥結果の評価：あらかじめ設定していた目標について，それがどの程度達成できたか，達成できなかった場合に，どこに問題があったのかを評価する。

3.2. 送り手の聴き方と伝え方

上記の流れにも示したように，リスクコミュニケーションにおいては，伝える情報の内容や伝え方が重要であることはもちろんだが，その前にまず，受け手がどのような関心や態度，知識をもっているのかを把握することが不可欠である。第3章で詳しく扱った，異なる視点をもつ相手の考えを傾聴する力は，リスクコミュニケーションにおいても重要となる。そのリスクについての相手の関心や考えが分かれば，それに応じて何をどう説明したらよいかが明確になるからである。また，傾聴する姿勢は，受け手との間の信頼関係の構築にも重要であり，効果的なリスクコミュニケーションの基盤となる。

リスクコミュニケーションにおいては，送り手側が，十分にリスクを伝えたつもりでも，受け手に届かなかったり，重要なこととして受け止められなかったりすることがある。一般に，人々は自分に関係する個人的なリスクを甘く見積もる傾向（非現実的楽観主義）がある[8]。このため，専門家側がリスクについて説明しても，他人事のように考えて十分な注意を払わなかったり，リスクを低く解釈したりしてしまうことがある。

また，第5章の認知的不協和理論でも見たように，人は自分に都合のよい情報だけを聞いたり，都合の悪い情報は見なかったことにしたりしてしまう傾向がある（選択的知覚）。リスクを伝えた際には，受け手からのフィードバックを求め，意図した通りに伝わったかどうかを確認することが重要である。

4. メッセージ作成上の注意

4.1. フレーミング

フレーミングとは，ある情報を受け手に提示する際，情報のポジティブな側面（利

益や報酬）とネガティブな側面（損失や罰）のどちらに焦点を当てて提示するか，その枠組みのことである。同じ事象であっても，表現の仕方が変わると受け取られ方が異なる。以下の例を見てみよう。

アジア病問題①	アジア病問題②
米国で600人を死に追いやると予想される特殊なアジア病が突発的に発生したとします。この病気を治すための2種類の対策が提案されました。あなたならどちらの対策を指示しますか。 ●対策Aを採用すれば，200人が助かる。 ●対策Bを採用すれば，600人が助かる確率は3分の1で，誰も助からない確率は3分の2である。	米国で600人を死に追いやると予想される特殊なアジア病が突発的に発生したとします。この病気を治すための2種類の対策が提案されました。あなたならどちらの対策を指示しますか。 ●対策Cを採用すれば，400人が死亡する。 ●対策Dを採用すれば，誰も死なない確率は3分の1であり，600人が死亡する確率は3分の2である。

　①と②は被害の大きさについて，客観的にはまったく同じ情報を伝えていることが分かる。しかし，①では対策BよりもA，②では対策CよりもDを選ぶ人が多いことが知られている。①では，「200人が助かる」という利益に焦点を当てている（ポジティブ・フレーム）のに対し，②では「400人が死亡する」という損失に焦点を当てている（ネガティブ・フレーム）。このため，「400人が死亡する」という対策は，全員が助かる状況を参照点とした損失の枠組みで捉えられてしまうため，「200人が助かる」という利益に焦点のある対策とは違い，避けられる傾向がある。

　このように，同じリスクであっても，ポジティブ・フレームとネガティブ・フレームで情報を提示した場合，その心理的作用は異なり，異なる認知や結論に達することがある。

4.2. 確率の表現

　リスクコミュニケーションでは，確定的なことを伝えられないことが多い。このため，確率をどのように伝えるかは重要な課題である。「0.2％の確率で」のように数値で示すことは，正確ではあるが，受け手によっては理解が難しく，特に口頭の場合には伝わりにくいことがある。これを，「稀に」「ときに」「しばしば」などのように，言葉に置き換えて表現すると，感覚的にはつかみやすくなる一方で，情報が曖昧になるため，人によって解釈が異なる可能性がある。

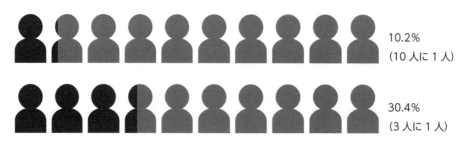

図8-2　確率の表現方法

数字の羅列はできるだけ避けること，数字と言語的説明を併記する，数字を示す代わりにグラフや図を使用するなどの方法を検討する必要がある（図8－2）。また，同じ数字で示すのでも，医学論文などで通常使われる確率の表現（0.2%）よりは，頻度（500人に1人）の方が一般の人々にとっては分かりやすいとされる。

4.3. 言語表現

第4章でも述べたように，専門的な学術用語，略語，カタカナや言語で書かれた外来語，単位の表示など，送り手と受け手の間で意味の共有されていない言葉は，説明を分かりにくくし，コミュニケーションを妨げる要因の1つである。これらを分かりやすくするために，言い替え，比喩の使用，用語解説をつけるなど，さまざまな試みが行われている。

また，自分の専門や担当領域の情報については，多少確信が弱くても「～については問題がありません」のように確定的な表現を使いやすいのに対して，専門領域外のことになると，「～については問題がないように思います」「～については問題がないと聞いています」のように推測や伝聞などの不確実な表現を使いやすいことが指摘されている[2]。これは，受け手の側からすると，当事者意識の低さを感じさせ，説明全体に対する信頼感を損ねる可能性がある。知見が不確実な場合には，「不確定な部分もあるので，調査中です」「担当に確認して早急にお返事します」など，対応も含めて明確に述べることが，コミュニケーションの感じのよさ，信頼感につながることが指摘されている。

4.4. 恐怖喚起

説得的コミュニケーションにおいてしばしば用いられる，受け手に不安や恐怖感を喚起させる恐怖喚起メッセージは，リスクコミュニケーションにおいても説得効果を高めるとして用いられてきた。ただし，単にリスクがあると言うだけでは，必要以上にリスク認知を高め，恐怖が強くなるため，受け手は説得に対し回避的になり，効果が低減するとされる。リスクがあると知らせるだけでなく，どうすればそのリスクに対処できるかについても合わせて伝えていくことが重要である。

5. まとめ

健康や医療に関するリスクを伝えることは，保健医療における重要なコミュニケーションの課題である。本章では，リスクコミュニケーションにおいて特に注意すべきことについて主に取り上げたが，傾聴や情報提供，相手の行動変容を促すコミュニケーションという点では，これまでの章で扱ったコミュニケーションのスキルは共通するものである。また，リスクコミュニケーションでは，科学的な正しさだけでなく，感情が大きな影響力をもつ。効果的なリスクコミュニケーションのためには，一般の人々のリスクに対する認知や受容の傾向を理解した上で行うことが重要である。

課 題

❶ 喫煙，放射線，薬の副作用，大気汚染など，健康に関するリスクを具体的
にいくつか挙げ，リスク認知，リスク受容の観点から，それぞれどのよう
な特徴をもったリスクであるか考えてみよう。

❷ リスクコミュニケーションがうまくいかず，不安や不信，社会的な問題を
引き起こした過去の事例を調べ，どこに問題があったのか考えてみよう。

引用文献

1. 日本リスク研究学会（編）. リスク学事典：阪急コミュニケーションズ；2006.
2. 吉川肇子. 健康リスク・コミュニケーションの手引き：ナカニシヤ出版；2009.
3. Slovic P. Perception of risk. Science. 1987; 236(4799): 280-5.
4. Sandman PM. Responding to community outrage: Strategies for effective risk communication: AIHA; 1993.
5. 木下冨雄. リスク・コミュニケーションの思想と技術：共考と信頼の技法：ナカニシヤ出版；2016.
6. 藤垣裕子, 廣野喜幸. 科学コミュニケーション論：東京大学出版会；2008.
7. Stallen PJ, Coppock R. About risk communication and risky communication. Risk analysis : an official publication of the Society for Risk Analysis. 1987; 7(4): 413-4.
8. Weinstein ND. Optimistic biases about personal risks. Science. 1989; 246(4935): 1232-3.

参考文献（さらに学びたい人のために）

1. 吉川肇子. 健康リスク・コミュニケーションの手引き：ナカニシヤ出版；2009.
2. 木下冨雄. リスク・コミュニケーションの思想と技術：共考と信頼の技法：ナカニシヤ出版；2016.
3. 藤垣裕子, 廣野喜幸. 科学コミュニケーション論：東京大学出版会；2008.
4. 岡本真一郎. ミス・コミュニケーション：なぜ生ずるかどう防ぐか：ナカニシヤ出版；2011.

第9章

マスメディアによる
コミュニケーション

テレビや新聞などで，健康や医療に関する番組や記事を目に
しない日はないほど，ヘルスコミュニケーションにおいてマス
メディアは身近なものであり，大きな影響力をもっている。一
方，その情報の信頼性にはたびたび疑問が呈され，ときに健康
を害する行動や判断を誘導しかねないなどの問題も指摘され
てきた。健康や医療に関するマスメディアのコミュニケーショ
ンはどのような特徴をもち，患者や市民はそれをどう受け止め
ているのだろうか。それを踏まえた上で，保健医療専門職とし
てどのように対応し，活用していくことができるだろうか。

📖 本章で学ぶこと

・マスメディアの種類と特徴を理解する。
・マスメディアによるコミュニケーションの主要な理論を学ぶ。
・マスメディアによる健康医療に関する報道の課題を考える。

💡 本章のキーワード

マスメディア，強力効果説，限定効果説，議題設定効果，社会的学習理論，
培養理論，メディアリテラシー，エンターテイメント・エデュケーション

1. マスメディアとは

コミュニケーションにおいて、メッセージを伝達する媒体をメディア（media）という。個人間のコミュニケーションにおいても、対面でのやりとりだけでなく、電話、手紙、電子メールなどのメディアが使われており、パーソナルメディアと呼ばれる。これに対して、マスメディア（mass media）とは、不特定多数の人々に向けたコミュニケーションにおいて用いられるメディアを指す。代表的なものが、テレビ、ラジオ、新聞、雑誌などである。

マスメディアは、情報源と受け手を結ぶ中間に位置し、マスメディア組織内の送り手が、受け手である視聴者、読者の関心やニーズを考慮して情報を取捨選択し、形を整えて発信するというゲートキーパー的な役割をもつ。このため、マスメディアを通じて提供される情報は、現実をそのまま映し出した価値中立的な事実であるというよりは、そのメディアのもつ価値観に照らして加工された上で提供されているとも言える。

1.1. メディアの分類

メディアの特徴を考える上で手がかりとなる分類として、用いられるコミュニケーションの伝達経路（チャネル）から、テレビや映画などの映像メディア、ラジオなどの音声メディア、新聞や雑誌などの活字メディアに分けることができる。

また、コミュニケーションにおける送り手から受け手へのメッセージの伝達に時間差（タイムラグ）が生じない同期型メディア（テレビ、インターネットなど）と、非同期型メディア（新聞、雑誌など）という分類もできる。

さらに、送り手と受け手が立場を入れ替えながら、相互にメッセージをやりとりできる双方向的メディア（電話、手紙、ソーシャルメディアなど）と、送り手と受け手が固定的で、一方的にメッセージが発信される一方向的メディア（テレビ、新聞など）という違いもある。マスメディアによるコミュニケーションは、基本的にはマスメディアから視聴者・読者へという一方向的なものであることが多い。

1.2. テレビによるコミュニケーション

テレビは代表的な映像メディアであり、同期型メディアである。映像メディアでは、情報は主に映像や音声を通じて伝えられる。非言語的なコミュニケーションの伝達経路を多く活用することで、視聴者の感情に非常に強く訴え、その出来事を直接体験しているかのような印象を与えることができる。テレビや映画を観て、手に汗を握ったり、もらい泣きをしたりした経験がある人も多いだろう。

また、新聞や書籍、インターネットなどとは異なり、その情報を積極的に探し求めてはいない受け身の者も含め、不特定多数の視聴者に情報を伝えることができる。その意味で、社会的にあまり認知されていない問題を取り上げたり、知られていない知識や技術を紹介したりする際には特に効果的である。一方で、番組の制作には高額の費用が

かかることから，特に民放においてはスポンサーとなる企業の意向が強く反映されることが，しばしば問題として指摘されている。

さらに，同期型メディアとしての速報性をもつ一方で，情報の伝達は基本的にはメディアから視聴者への一方向的であり，限られた時間の中で行われる。映像メディアでは，情報は時間軸に沿って一方向的に，メディアが設定した速度で伝えられる。このため，視聴者は，伝えられた情報を振り返って確認したり，自分の理解に合わせて速度を調節したりすることは難しい。また，時間の制約が厳しく，言語情報が限られることから，どちらかと言えば，あまり複雑ではない事実の提示や説明に向いており，多様な視点や論点を提示していくためには工夫が必要となる。

1.3. 新聞によるコミュニケーション

テレビが映像メディアであり，同期型メディアであるのに対し，新聞は活字メディアであり，記事が書かれ，印刷されてから輸送されるため，情報の発信から受信までのタイムラグが生じる非同期型メディアである。ただし，最近では多くの新聞が，インターネットを通じた発信も組み合わせて用いており，非同期性を補う形になっている。

活字メディアでは，情報は主に文字によって伝えられる。図や写真などが使われることはあるものの，中心は書記言語による伝達であり，受け手の理性や論理的な解釈に訴えかける。また，受け手側が読む順序や速度を決めることができ，読み返すことも可能な点も，映像メディアとは対照的である。誌面のスペースによる制約はあるものの，映像メディアと比べると提供できる情報量は多く，複雑な事実関係の提示や説明にも対応しやすいとされる。

新聞の情報に対する信頼感は概して高く，特に日本においては定期購読する読者が多いため，決まった読者層に向けて情報を伝えることができる媒体である。また，印刷媒体であるため記録性に優れていること，誌面が広く，多くの情報の見出しをさっと眺めることのできる一覧性をもつことなどの特徴がある。

一方で，インターネットの普及によって無料で情報が手に入れられる時代において，新聞は購読料として安くはないコストを，情報の受け手である読者が負担する形になる。月極めで紙の新聞をとっている人の割合は，年代が上がるほど多くなる一方，20代では半数以上が新聞や新聞記事は読まないとするなど，世代・年代による利用の違いが大きくなっている。

2. マスメディアへの信頼と利用

新聞やテレビ（特にNHK）といった伝統的なマスメディアに対する信頼感は，日本では比較的高い。世界100か国近くで実施されている『世界価値観調査』（2010 − 2014）によれば，新聞・雑誌を「非常に信頼する」「やや信頼する」とした人の割合は，日本では7割を超え，テレビについても6割以上であったのに対し，米国ではともに2

割台，英国では新聞・雑誌が1割台，テレビが3割台，ドイツではともに4割台などとなっており，特に欧米諸国と比較して圧倒的に高かった。

　また，各メディアの情報をどの程度信頼しているかについて調査した『メディアに関する全国世論調査』においても，NHKテレビがもっとも高く，次いで新聞となっており，どの年代や性別でも幅広い信頼を得ている[1]。各メディアの印象では，NHKテレビは「情報が信頼できる」「社会的影響力がある」，民放テレビでは「情報が面白い・楽しい」「情報が分かりやすい」「情報が役に立つ」などが挙げられている。

　一方で，政治，経済，社会，国際情勢などいずれの分野においても，読んだり見たりするメディアの1位は民放テレビとなっており，信頼性の高さは必ずしも利用の増加につながらないことも示唆されている。また，信頼性が低くても，ニュースは無料で入手したいと考える人の割合は，信頼性の高いニュースを入手するために代金を支払ってもよいと考える人を上回っており，特に年代の低い層ほどその傾向が顕著である。

　生活・健康に関する分野においても，他の分野と同じく情報を得るメディアの1位は民放テレビであり[1]，マスメディアによる健康や医療に関する報道，ドラマやバラエティなどの番組は多い。有名人のがんに関する報道で，がん検診や治療の問い合わせが急増したり，ドラマで取り上げられた難病や障害に関心が集まったり，健康によいと紹介された食材の売れ行きが急上昇したりするなど，人々の行動にも大きな影響を与えている。

💬 コラム　テレビ制作者の視点

　ガッテン！のフレーズでお馴染みの「ガッテン！」や「NHKスペシャル」のディレクターとして，医療や健康に関する番組を制作してきました。ディレクターは，日本語で言えば「監督」です。取材やロケ，さらには編集やナレーション台本の作成など，一連の作業により番組を制作します。

　テレビは，非常に幅広い年齢層に視聴されます。そのため，誰でも理解できるか？また魅力的であるか？という点が強く問われます。前者に関しては，「中学生でも理解できる語彙・論理展開か」「文字の色や大きさは高齢者でも読みやすいか」など，隅々まで工夫します。後者に関しては，その情報が「分かりたくなる」ための工夫，すなわち共感をもてる課題設定や，意外性のある展開，参加感を高めるクイズなどの演出をちりばめるよう頭をひねります。現在，一般の人が医療や健康の情報を得るソースとして，テレビはもっとも一般的なものとなっていますが，それは受像器の普及率の高さはもちろん，こうした蓄積された「伝えるノウハウ」によって，同じ情報でもユーザー側が「分かりやすい」「役に立つ」と感じられることが最大の原因と考えています。

　テレビの「伝えるノウハウ」を，健康課題の改善につなげられないか？　筆者は，2015年制作のNHKスペシャル「腰痛・治療革命」で，東京大学などと共同で調査を実施しました。慢性腰痛に悩む174人に対し，NHKが制作した腰痛の啓発動画（1分30秒程度×5本）を2週間自由に視聴してもらったところ，腰痛に関する「自覚的痛み」「予期不安」「恐怖回避行動」に有意な改善が見られました。

　腰痛の慢性化の原因として，痛みへの恐怖から「大事をとろう」として非活動的になったり，

精神的なストレスを感じたりすることが指摘されています。対象者に提示した動画は，「腰痛は怖くない」というメッセージを，さまざまな演出テクニックを駆使して繰り返し届けており，その視聴によって恐怖心が緩和し，症状の改善につながったと推測されます（2016年ヘルスコミュニケーション学会発表）。

　一方で，テレビの情報は，視聴者を適切ではない行動に向かわせるリスクもはらんでいます。2002年に承認された抗がん剤「イレッサ」は，上市直後に副作用と見られる間質性肺炎で多数の死者が報告されました。「イレッサ薬害訴訟弁護団」の聞き取り調査によると，承認前後にテレビや新聞によりイレッサの効果の高さや副作用の少なさを紹介する報道が相次いでおり，本人もしくは家族がそれを視聴したことが，必ずしも適応ではない対象に需要を喚起させたのではないか？と指摘されています。因果関係は不明ですが，少なくともテレビの「伝えるノウハウ」は多数の患者の受療行動を大きく変え，それが好ましくない結果につながるリスクがあることについて，制作者は自覚的でなければならないと考えています。

　今後，テレビの伝える医療健康情報の質を高めるためには，メディア制作者と医療関係者・当事者・支援者など，多様なステークホルダーが立場を超えて議論し，ノウハウや知識を共有することが必要だと考えています。筆者も2016年に，情報発信の質を高めることを目的とした勉強会を立ち上げていますが，国内ではここ数年で見ても，こうした動きが広がりつつあるようです。

　また，テレビ局の中でも，情報発信の手段をテレビだけにとどめるのではなく，テレビとインターネットやSNSを組み合わせ，テレビで伝えきれない詳細情報や当事者の声を複合的に伝えようとする取り組みが始まっています。こうした分野をまたぐ取り組みが進むことが，よりよい医療や健康情報が世の中に広がるきっかけになると信じています。

ＮＨＫ 制作局 チーフ・ディレクター　市川衛

3.　メディアコミュニケーションの理論

　マスコミュニケーションにおける送り手であるこのようなマスメディアが，人々の行動や態度などに与える影響力や効果については，これまでさまざまな議論がされてきた。

3.1.　強力効果説

　1920〜40年代には，マスメディアの送るメッセージはそのまま受け手に受け入れられ，直接的に人々の態度や行動に影響を与えると考えられていた。ここでは，マスメディアの影響は強力であるという考えに基づき，マスメディアによって送られたメッセージは，ピストルの弾丸のように受け手である視聴者を直撃し，変化を促すというイメージから，「弾丸理論」と呼ばれたり，マスメディアの発するメッセージが直接に個人の内面に注入されるというイメージから，「皮下注射効果モデル」と呼ばれたりした。

3.2.　限定効果説

　1940〜60年代になると，次第に，マスメディアの影響は必ずしも絶対的なものではなく，限定的な効果しかないことが指摘されるようになってきた。マスメディアは，弾

丸や皮下注射のように，それだけでどんな受け手に対しても効果を与えることのできる必要十分な要因を備えているのではなく，さまざまな条件や媒介要因の中で影響するという考え方である。

例えば，第5章で学んだ認知的不協和理論が示すように，私たちは自分の中に矛盾する状態が生じないように，自分にとって都合のよい情報に選択的に接触することが知られている。新聞各紙の中から自分の考えや好みに合う新聞を選んで購読し，数あるテレビ番組の中から自分の興味のあるチャンネルに合わせる。逆に，知りたくない報道，関心のない番組については，意図的に触れない，記憶しない，考えないようにすることが，ある程度可能なのである。このため，マスメディアは，受け手の意見や態度をまったく異なる方向に転換させるよりは，むしろもともと個人がもっている意見や態度を強化する傾向があるというのが，限定効果論である。

また，カッツ（Katz, E.）とラザースフェルド（Lazarsfeld, P.）は，マスメディアによるコミュニケーションには2つの段階があるという仮説を主張した（コミュニケーションの二段階の流れ）。これは，マスメディアが伝える情報が，個々の受け手に直接に影響するのではなく，まず受け手が所属している集団の中で影響力をもつリーダー（オピニオン・リーダー）に伝わり，このリーダーを通じて口コミによって集団内の他のメンバーに伝わるという考えである。ここでは，個々のメンバーに直接的な影響力をもっているのは，口コミなどのパーソナルコミュニケーションであり，マスメディアは限定的な効果しかないと考えられた。

3.3. 議題設定効果

さらに，1970年代に入ると，前述の限定効果説を見直す形で，あらためてメディアのもつ効果が議論されるようになった。例えば，新聞やテレビがトップニュースとして報道したり，連日のように各局で報道があったりすると，私たちは，その話題が重要なトピックであると思うようになるだろう。逆に，ほとんど報道されなかったり，小さな記事だったりすると，それは大した問題ではないと捉えるようになる。

このように，マスメディアがどのような話題や問題を取り上げ，どのくらい強調するのかは，人々のその話題についての認識に影響を及ぼすと考えられる。これが議題設定効果（agenda setting effect）である。強力効果説では，マスメディアが人々の態度や意見を直接変えると考えたのに対して，ここでは，マスメディアは人々が「どう考えるか」「どのような態度や意見をもつか」には影響を与えなくとも，「何について考えるのか」（議題設定）に影響を及ぼすと考えた。マスメディアは，報道内容として何を取り上げ，何を取り上げないかを操作することによって，社会におけるさまざまな問題に対する私たちの認識を変えることができると考えられるのである。

3.4. 社会的学習理論

テレビなどの視聴者が，ヒーローやアイドルなど，そこに登場する人物の行動を見ることによって，これまでの自分にはなかった新しい態度や行動を取得することがある。

1960 年代にバンデューラ（Bandura, A.）は，人間は周囲の他者の影響を受けて新しい行動を学習するとして，社会的学習理論（Social Learning Theory）を提唱した。

その中心が観察学習であり，他者の行動やその結果をモデルとして観察することにより，観察者の行動に変化が生じる現象である。観察学習では，行動に対する強化（罰やご褒美など）も，観察者への直接強化よりも，モデルに与えられる強化の機能が重要であるとされる。つまり，兄弟が母親から叱られるのを見て，自分は同じことをしないようにしたり，クラスの友達が先生に褒められたのを見て，自分も次はそのような行動をとろうとしたりすることがある。同様のことが，現実の身近な人間関係の中だけでなく，メディアの中の登場人物をモデルとして起こり，視聴者の態度や行動に影響を及ぼすと考えられる。

3.5. 培養理論

医療分野では，培養（cultivation）と言えば，細胞や組織の一部などを人工的な環境下で発育，増殖させることの意味で使われることが多いが，ここでは文化や教養などを育成，醸成し，人々の中に内面化させるという意味で用いられている。培養理論は，マスメディア，特にテレビドラマなどのフィクション番組に，長期に渡って反復的に接していることで，その番組で描かれている世界観や視点に，受け手である視聴者の現実認識が影響を受け，それに近いものになっていくことを指摘した理論である。

これを提唱したのは，米国のコミュニケーション学者ガーブナー（Gerbner, G.）らである。マスメディアの中でも，どこの家庭にもあって，いつでも見ることができ，娯楽や情報源として支配的な役割をもっているテレビに着目し，テレビのメッセージに接触し続けることによって，人々の現実認識，信念，態度，価値観などにテレビが及ぼす長期的，累積的な影響や相互作用を分析した。そこから，誇張されたテレビの世界に長く接することによって，人々の現実認識がそれに沿ったものへと変化していることを指摘している[2]。

医療の分野においても，例えば米国の医療ドラマでは，医師の性別や人種の描写，扱われている病気の内容や患者の属性が，必ずしも現実と一致していないことが指摘されている[3,4]。メディアにおける医療者や患者，病気や障害などの描かれ方が，現実の社会における医療者への期待，その病気をもつ患者に対するイメージや態度を形成し，非現実的な要求，スティグマや差別につながる可能性もある。

4. 健康や医療に関する報道

マスメディアの影響力やマスメディアに対する人々の信頼の一方で，テレビ番組における捏造や過剰な演出，新聞における誤った報道などによって，1990 年代ごろからマスメディアの報道の質が問われるようにもなった。とりわけ，健康や医療に関する情報については，誤った情報に基づいたダイエットや治療の中断，根拠のない民間療法な

どによって，実際に健康被害を招く事態も起きている。これに対して，医療に関する報道を評価し，その質を向上させようとする活動も試みられてきた。

4.1. マスメディアによる報道の評価

オーストラリアで始まったメディアドクターと呼ばれる活動では，医療の専門家とメディア関係者とがチームを組んで，社会に発信された医療・健康に関する記事を臨床疫学などの視点から評価し，その結果をインターネット上に公表することを行ってきた。日本においても，メディアドクター研究会（http://www.mediadoctor.jp/）として活動している。この評価のねらいは，記事のABC（Accuracy：正確さ，Balance：バランス，Completeness：完全さ）を高めることであるとされ，表9－1のような基準で評価が行われている。

こうした取り組みは，単に記事の内容についてメディアを批判するためのものではない。むしろ，報道の背景，影響や改善点などを含め，医療者，メディア関係者，患者や市民など，さまざまな立場の者の議論を促進する場として重要な意味をもっている。情報源である医療専門職，情報の送り手となるメディア，受け手となる患者や市民が参加し，議論を通じて相互理解を深めていくことを目的としたこうした取り組みが，日本においてもさまざまな形で少しずつ広がっている。

表9－1　メディアドクター指標

①利用可能性（Availability）	医療や薬剤について，現在利用可能か，どのような人の利用に適しているか，正確な情報を提供しているか
②新規性（Novelty）	医療や薬剤について，どのような点が新しいか，正確な情報を提供しているか
③代替性（Alternatives）	医療や薬剤について，既存の代替できる選択肢と比較しているか
④あおり・病気づくり（Disease mongering）	あおりや病気をつくり出す内容になっていないか
⑤科学的根拠（Evidence）	医療や薬剤について，科学的根拠の質を踏まえて書かれているか
⑥効果の定量化（Quantification of Benefits）	医療や薬剤の効果を適切に定量化しているか
⑦弊害（Harms）	医療や薬剤の弊害について，正確でバランスのとれた情報を提供しているか
⑧コスト（Cost）	医療や薬剤の入手・利用などに必要な費用について述べているか
⑨情報源と利益相反（Sources of Information / Conflict of Interest）	情報源・研究開発の主体（研究機関・研究者など）・資金源など，利益相反について読者が判断できるように述べているか
⑩見出しの適切性（Headline）	見出しは，内容を適切に分かりやすく要約しているか

情報の送り手側の教育とともに，同時に，情報の受け手である視聴者が，マスメディアによって伝えられる情報を主体的，批判的に読み解き，活用する能力として注目されるようになったのが，メディアリテラシーである。メディアリテラシーとは，以下の3つを構成要素とする，複合的な能力とされる。

①メディアを主体的に読み解く能力
②メディアにアクセスし，活用する能力
③メディアを通じてコミュニケーションを創造する能力（特に，情報の読み手との相互作用的コミュニケーション能力）

次章で取り上げるインターネットの発達に伴い，次第に，マスメディアに限らず，インターネット，ソーシャルメディアなど，さまざまなメディアを通じたコミュニケーションについて用いられるようになっている。

メディアリテラシーは，情報の表面的な読み取りだけでなく，メディアの構造，特徴，情報抽出の仕組み，その社会的機能や責任，内包する諸問題までを，人々がどれほど知っているかということを含むものである[5]。つまり，受け手の側も，メディアが受けているスポンサーや権力からの圧力，メディアの論理や限界，紙面や番組作成の過程やその特徴を知らなければ，その情報を正しく解釈することは難しい。米国，英国，カナダなどでは，こうした視点から，情報の読み方，テレビの娯楽過剰番組の危険性，テレビ的事実と社会的事実の違い，権力の監視者としてのメディアジャーナリズムなどを含めた教育も行われるようになっている。

健康に関する情報についてのメディアリテラシーは，第4章で学んだヘルスリテラシーの概念とも重なる。私たちの生活や社会がメディアと切り離すことはできないように，ヘルスコミュニケーションもさまざまなメディアを通じて行われ，私たちは意図せずともそれらの影響を受けている。情報やメディアが多様化していく中で，保健医療においても情報を適切に選択し，理解した上でうまく活用していく力は，今後ますます重要になるだろう。

5. エンターテイメント・エデュケーション

マスメディアを通じたコミュニケーションは，ニュースや健康番組など事実の報道や情報提供を中心にしたものだけでなく，ドラマや映画などフィクションの世界を通じても大きな影響力を及ぼす。それを利用したコミュニケーション方略の1つが，エンターテイメント・エデュケーションである。

エンターテイメント・エデュケーションとは，Entertainment（楽しませること）と

Education（教育すること）という語から成り立っていることからも分かるように，娯楽を楽しみながら学習に寄与することを目指した取り組みである。「理論に基づくコミュニケーション戦略であり，望ましい個人，コミュニティ，組織，社会の変化を成し遂げるために，教育的・社会的な課題を意図的にエンターテイメント性の高いプログラムの企画，制作，普及の過程に織り込むこと」[6]と定義され，ラジオやテレビドラマ，映画，ゲームなどの娯楽コンテンツを利用した教育，啓発活動全般を指す。

エンターテイメント・エデュケーションの始まりは 1960 年代ごろであり，米国では1969 年から子ども向けの教育番組として始まったセサミストリートがある。公民権運動の高まりの中，人種差別，経済格差などの社会問題を解決するには幼児期からの教育が必要であるという考えから，特に低所得層やマイノリティの子どもたちであっても，テレビを通じて楽しみながら文字や数字，問題解決，社会的スキルなどを学べる幼児教育番組として始まった。これは，その後多くの国に広まり，その教育効果が検証されてきた。

このようなエンターテイメント・エデュケーションの対象は，子どもだけではない。初期のエンターテイメント・エデュケーションの有名なものとして，ペルーで 1969〜1971 年に放映され，社会的なブームを巻き起したテレビドラマ「シンプレメンテ・マリア」もその 1 つである。そこでは，貧しい生まれで読み書きが十分にできないまま出稼ぎに出た主人公のマリアが，成人学校の識字クラスに通うようになるエピソードを通じて，同じような立場にあったそのドラマの視聴者に大きな影響を与え，成人識字率の向上に影響を及ぼしたとされる。

ヘルスコミュニケーションにおいて，もっともメッセージを届けることが難しい受け手が，必ずしも健康に対する関心が高くない人々，健康無関心層である。どんなに正確で分かりやすい情報や解説を伝える報道や番組も，関心のない相手に視聴させることは難しい。エンターテイメント・エデュケーションは，ドラマや映画などの娯楽の中に伝えたい知識や情報を織り込むことによって，本来それに関心のない層にもそのメッセージを届けるためのコミュニケーション方略と言える。保健医療の領域においても，人気の医療ドラマなどを利用して，正しい知識や望ましい行動に関するメッセージを伝えようとする試みが行われており，その効果を検証する研究も報告されてきた[7, 8]。こうした仕掛けづくりのためには，医療者とマスメディアとの協働が不可欠であり，日本においても少しずつ取り組みが始まっている（p.114 コラム参照）。

6. まとめ

不特定多数の相手を対象としたコミュニケーションにおいて，マスメディアのもつ影響力は依然として大きく，ヘルスコミュニケーションにおいても，それは例外ではない。一方で，それぞれのメディアには特徴となる短所・長所があり，年代や世代によってその利用頻度や信頼は異なる可能性がある。

マスメディアを通じたヘルスコミュニケーションの質を向上させていくためには，情報源である保健医療専門職，情報の送り手となるメディア，受け手となる患者や市民が相互理解を深めていくことも重要である。メディアの論理や限界，誌面や番組作成の過程やその特徴を知ることで，その情報をより適切に理解していくことができる。また，こうしたさまざまなメディアの特性をうまく活用していくことが，今後ヘルスコミュニケーションの実践においてますます欠かせなくなるだろう。

🚩 **課 題**

❶ さまざまなマスメディアについて，その特徴を整理し，ヘルスコミュニケーションにおける役割や影響について考えてみよう。

❷ 健康や医療に関するテレビや新聞の番組，報道を見て影響を受けたり，周囲の人が影響を受けていると感じたりした経験を振り返ってみよう。

❸ 表9−1 (p.110) に示したメディアドクターの指標について，メディアドクター研究会のホームページ等でさらに調べ，健康や医療に関する実際の新聞記事について，評価をしてみよう。

引用文献

1. 公益財団法人新聞通信調査会 . 第 11 回メディアに関する全国世論調査 . 2018.
2. Gerbner G, Gross L. Living with television: the violence profile. Journal of Communication. 1976; 26(2): 172-99.
3. Jain P, Slater MD. Provider portrayals and patient-provider communication in drama and reality medical entertainment television shows. J Health Commun. 2013; 18(6): 703-22.
4. Ye Y, Ward KE. The depiction of illness and related matters in two top-ranked primetime network medical dramas in the United States: a content analysis. Journal of Health Communication. 2010; 15(5): 555-70.
5. 岡林春雄 . メディアと人間：認知的社会臨床心理学からのアプローチ：金子書房；2009.
6. Singhal A, Cody MJ, Rogers EM, sabido M. Entertainment-Education and Social Change:History,Research,and Practice. New Jersey: Routledge; 2004.
7. Hether HJ, Huang GC, Beck V, Murphy ST, Valente TW. Entertainment-education in a media-saturated environment: examining the impact of single and multiple exposures to breast cancer storylines on two popular medical dramas. J Health Commun. 2008; 13(8): 808-23.
8. Cooper CP, Roter DL, Langlieb AM. Using entertainment television to build a context for prevention news stories. Preventive Medicine. 2000; 31(3): 225-31.

参考文献（さらに学びたい人のために）

1. 岡林春雄 . メディアと人間：認知的社会臨床心理学からのアプローチ：金子書房；2009.
2. 松永和紀 . メディア・バイアス：あやしい健康情報とニセ科学：光文社新書；2007.
3. 坪野吉孝 . 食べ物とがん予防：健康情報をどう読むか：文藝春秋；2002.
4. Singhal A, Cody MJ, Rogers EM, sabido M. Entertainment-Education and Social Change:History,Research,and Practice. New Jersey: Routledge; 2004.
5. 河村洋子 , Singhal A. エンターテイメント・エデュケーションの過去とこれから：我が国の公衆衛生分野における活用可能性 . 日本健康教育学会誌 . 2013; 21(1): 46-54.

　エンターテイメントは人々にとってもっとも身近なジャンルのマスメディアであり，テレビやラジオなどの放送，新聞や雑誌，インターネットなど，多様な媒体に登場する。ほとんどのエンターテイメント番組は高視聴率を得るため，その番組内で語られること，描かれることは良くも悪くも視聴者に影響を与えると言われている。エンターテイメント・エデュケーションと呼ばれるコミュニケーション戦略では，エンターテイメントの中でも特にドラマや映画，アニメなどの「ストーリー（物語）」を軸とするものに，綿密な教育的・社会的メッセージを織り込むことで，視聴者の意識や知識，態度，行動意図を変え，そして究極には社会変化を生むことを試みるものである。この変化について，これまでに多くの研究者が培養理論（Gerbner），社会的認知理論（Bandura），社会的比較理論（Festinger）などを用いて説明してきた。最近は Narrative Transportation Theory（Green & Brock, 2000）と呼ばれる理論が用いられている。この理論によると，視聴者は物語に没入することで，登場人物に共感したり，自らがその物語の一部になったり（疑似経験）して，その物語の意図するメッセージを障壁なく受け止められると説明している。つまり，エンターテイメント・エデュケーションのプログラムは，その課題に関心の低かった視聴者の感情に関与し続けることで共感を生み，知識を提供し，例を提示し，自己効力感を高め，自己を高めることができるのである。

　多くのエンターテイメント・エデュケーションのプログラムは途上国で実施されてきた。これは，主なマスメディアが限られており，1 つの番組に多くの視聴者が集中することで，その話題がコミュニティ内での話題となるからである。メッセージは視聴者間だけでなく，視聴していない人にも伝えられる利点があった。一方，先進国では多様なマスメディアが存在し，また，競合情報もあるため，効果検証が難しいと言われていた。1994 年，米国疾病管理センター（CDC）の専門家らは，公衆衛生分野でこの戦略を展開し始めた。CDC は，HIV に関する情報を広く一般の人に届けるために，公衆衛生専門家，研究者，エンターテイメント業界，アドボカシー団体とともに同じテーブルにつき，丸 2 日間，バックグラウンドが異なる人々がどのように協働できるのかについて話し合った。そして，HIV やその他の健康課題について，脚本家らに適切な情報を提供する必要があることを確認した。その後，2001 年に「Hollywood, Health & Society」（https://hollywoodhealthandsociety.org/）が設立され，米国のエンターテイメント業界の作家らが脚本を執筆する際に有用な，正確でタイムリーな情報を提供し続けている。また，毎年，社会課題を適切に描いたドラマに対して表彰している。ヨーロッパでは，1999 年に Dr. Martine Bouman の強力なリーダーシップのもと，オランダに「Center for Media & Health」（https://www.media-health.nl/）が設立された。各社会課題の専門家からテレビ作家らへの定期的な情報提供や，実際にメディアコンテンツを制作している。

　日本では，2015 年「メディアと医療をつなぐ会」（https://becreativeforhealth.wordpress.com）が設立され，テレビや映画だけでなく，漫画やアニメなどのストーリーをもつエンターテイメント作品制作に携わるクリエイターと医療者が，情報やニーズを共有する場として活用されている。同会は 2017 年から「メディア制作者と医療者がつながる座談会」を開催し，第 1 回「貧しさと健康」（脚本家・浜田秀哉氏，東京大学・近藤尚己氏），第 2 回「女性の健康」（公益財団法人性の健康医学財団常務理事・斎藤益子氏，ザ・ハフィントンポスト日本版編集長・竹下隆一郎氏，一般社団法人日本放送作家協会理事脚本家・東多江子氏），第 3 回「やすらぎのホームとは〜医療と介護が家に入るとき」（医療法人社団悠翔会理事長・佐々木淳氏，一般社団法人日本放送作家協会理事長・さらだたまこ氏），第 4 回「より多くの方のヘルスリテラシーを高めるために〜テレビ生活情報番組編〜」（日本放送協会・渡邊悟氏）など，まさに今の公衆衛生上の課題について，メディアと医療のプロフェッ

ショナルに討論してもらった。また，2019年には一般社団法人日本放送作家協会主催の「作家のマナビバ～医療編」に全面協力をし，現代日本社会の課題を作家や脚本家の創作のヒントとして情報提供している。課題として，第1回「ドラマは手術室で起きている！」（帝京大学・中田義規氏），第2回「ひととがんと向き合うときドラマが生まれる」（帝京大学・渡邊清高氏），第3回「子ども時代の体験は，人生にどんな影響を与えるのか？」（国立成育医療研究センター・山口有紗氏），第4回「医療・介護・地域社会の課題～在宅医療があれば，病院がなくなっても人は幸せに暮らせるか？」（南日本ヘルスリサーチラボ・森田洋之氏）を挙げている。今後は同会を通じて，実際にメッセージを織り込み，効果評価をしていきたいと考えている。

帝京大学大学院 公衆衛生学研究科 助教 / メディアと医療をつなぐ会 代表　加藤美生

第 10 章
オンラインのコミュニケーション

インターネットは，私たちの日常生活において，すでに欠かせないものになってきている。健康や医療に関しても，何か気になる症状を感じたとき，医療機関を探すとき，病気と診断されたとき，それについての情報を得るために，まずインターネットで検索するという人が増えている。新たなメディアとしてのインターネットの発達は，私たちの社会におけるコミュニケーションのあり方を大きく変化させてきた。本章では，インターネットの発達が，保健医療における情報のやりとりやコミュニケーション，患者と医療者との関係にどのような影響を与えてきたかを考えてみよう。

📖 **本章で学ぶこと**

・インターネットによるコミュニケーションの特徴を理解する。
・インターネットの発達がヘルスコミュニケーションにもたらした変化を考える。
・オンラインの健康医療情報に関する課題を学び，保健医療専門職としてすべきことを考える。

💡 **本章のキーワード**

ICT，ソーシャルメディア，遠隔医療，オンラインコミュニティ

1. インターネットの発達

ICT とは，"Information and Communication Technology" の略語で，日本では「情報通信技術」と訳されている。日本では従来，IT（Information Technology）という言葉が，パソコンやインターネットを使った情報処理や通信に関する技術を指す言葉として使われてきた。これに対して，ICT は，そのような技術を利用して情報や知識を共有し，伝達するというコミュニケーションを行うことにも焦点を当てた概念であり，現在ではより一般的に使われるようになっている。

1.1. インターネットの利用状況

日本におけるインターネット利用者数は年々増加し，2013 年以降，人口普及率は 8 割を超えている [1]。一方，世代や年収による格差は，いまだに存在する。13 歳から 59 歳までの年齢層では，インターネット利用率が 9 割を超えている一方，70 代では 6 割前後，80 歳以上では 3 割前後となる。また，世帯年収別に見ると，利用率が 8 割を超えるのは，400 万円以上の層からとなっている。

インターネットを利用する目的としては，どの年齢層でももっとも多いのが「電子メールの送受信」である。また，地図や交通情報，ニュースなどの情報を得るための利用も多い。世代間での差はあるが，ソーシャルネットワーキングサービス（Social Networking Service：SNS），動画投稿・共有サイトの利用も高くなっている。インターネットが，人間関係やネットワークづくり，コミュニケーションのツールとして広く用いられていることが分かる。

インターネットを利用している端末にも，近年変化が見られており，スマートフォンの急速な普及とともに，スマートフォンからの利用がパソコンを上回るようになった。これによって，情報へのアクセスや発信は，より手軽で身近なものになってきた。

1.2. インターネットによるコミュニケーション

インターネットは，同期型メディア，非同期型メディアの両方の側面をもつ。チャットやインスタントメッセンジャーなどは，情報の発信から受信までにタイムラグのない同期型であるが，ホームページでの発信，メールや掲示板などは，本来，非同期型である（ただし，受信者が情報の更新をはりついて見ていれば同期型に近い）。同期型にもなり得るという点で，テレビと同様の速報性をもちながら，活字，画像，動画などさまざまな伝達経路でメッセージを伝えることができる。また，誌面や時間などの制限がないことから，その情報量は無限大とも言える。

インターネットにおけるネットワークは，網の目（Web）のようにつくられ，どこかで障害が生じても，それ以外の部分でネットワークが維持できるように分散化されている。このネットワークを通じて，共通の目的や関心のもとに，誰とでも，どことでも，結びつき，情報を交換，共有できる可能性を提供しているのである。

また，マスメディア組織が，受け手である視聴者や読者に対して，情報のゲートキーパー的な役割をもつのとは異なり，インターネットでは，すべての利用者が発信者にもなれる可能性をもつ。そこでは，人々は情報の消費者，受け手であるだけでなく，比較的安いコストで情報を発信する生産者，送り手となることが容易にできるのである。同時にこれは，インターネットにおける情報の発信者を分かりにくくし，なりすましや信頼性の低い情報などにもつながる要因にもなっている。また，誰もがアクセスできることを特徴とするインターネットだが，前述のように年代などによる利用の差が大きく，情報アクセスに格差を生じさせている。

1.3. ソーシャルメディア

　ソーシャルメディアとは，利用者による情報の発信や利用者間のつながりによってコンテンツをつくり出す要素をもったインターネット上のサイトやサービスなどを総称した用語である。誰もが参加できる情報発信技術を用いて，「いつでも」「どこでも」「誰とでも」情報を共有し，社会的なつながりや相互作用を通じて広がっていくように設計されており，双方向性のメディアとしての特徴が生かされている。具体的には，ブログやツイッター，ラインやフェイスブックなどの SNS，ユーチューブなどの動画共有サイト，電子掲示板，Q&A サイト，口コミサイトなどが含まれる。

　このようなソーシャルメディアの活用は，保健医療の領域にも広がっている。例えば，さまざまな症状や健康状態についての情報提供，医学的な質問への回答，患者同士や患者－医療者間での対話の促進，患者の経験や意見についてのデータ収集，健康に関する介入，ヘルスプロモーション，健康教育への利用，スティグマの減少，オンラインでの相談の提供などに用いられてきた[2]。

　また，ソーシャルメディアによる情報の伝達，拡散の効果が注目される中，保健医療の領域でも，行政機関，医療機関，大学や研究所，学会などの公的な団体や，医療者，研究者などの専門家個人が，ソーシャルメディアを用いるようになっている。WHO や米国の CDC，保健福祉省（HHS），国立衛生研究所（NIH）などは，多くのフォロワーをもっているし，日本においても厚生労働省など多くの保健医療機関が公式フェイスブックやツイッターを通じた情報の発信を行っている。

2.　ヘルスコミュニケーションへの影響

　空間的，時間的な障壁を気にせずに人々がつながることができ，同期型にも非同期型にもなり，双方向のコミュニケーション，情報共有が可能であるというインターネットの特性は，保健医療におけるコミュニケーション，人間関係にもさまざまな変化をもたらしている。

インターネットを通じて多様なコミュニケーションが技術的に可能になるにしたがって，遠隔医療の可能性が大きく広がってきた。遠隔医療とは，英語ではTelemedicine，もしくはTelehealthという語がしばしば同義に使われ，「患者の健康状態を改善するために電気通信により伝送された医療情報を利用すること」と定義される[3]。ここには，医療者間のやりとり（主治医から専門医へのコンサルテーション，遠隔画像診断，遠隔病理診断など），医療者 − 患者間のやりとり（テレビ電話などによる在宅での療養の支援，カウンセリングなど），患者とモバイルヘルス技術間のやりとり（着用できるモニター，スマートフォン，携帯アプリなどを用いた身体状態のモニター，服薬管理，健康教育など）が含まれる。

このような遠隔医療は，着用可能なモニターやアプリなどの技術の継続的な発達，電子カルテの進歩，医療専門職の労働力の不足や偏在，医療の提供や資金調達のシステムの再編，保健医療サービスや情報へのより便利なアクセスを求める消費者主義の浸透などにより，今後も拡大していくと考えられる[3]。

日本においても，これまで離島やへき地に限定的に行われることを想定していたオンライン診療（遠隔医療のうち，医師 − 患者間において，情報通信機器を通して患者の診察および診断を行い，診断結果の伝達や処方等の診療行為をリアルタイムにより行う行為）について，2018年に「オンライン診療の適切な実施に関する指針」が出され，「オンライン診療料」等が創設されるなど，整備が進んできた。一方で，その適正な実施，運用については議論が続いている。

メールやチャットを通じたオンラインのコミュニケーションは，書記言語が中心であり，非言語的コミュニケーションのチャネルが限られるなど，対面でのコミュニケーションとは異なることも多い。テレビ電話であっても，視点や距離感，接触など，使用できるコミュニケーションのチャネルや得られる情報は，対面と同等ではない。使われるメディア，そのチャネルの特性とそれによるコミュニケーションへの影響を十分理解した上で活用していくことが重要になると考えられる。

2.2. オンラインのコミュニティ

患者会や自助グループ（セルフヘルプグループ）は，特定の疾患をもつ患やその家族，何らかの健康問題に関心をもつ人々の間で，その疾患や健康問題について抱えている悩みを共有したり，情報を交換したりするためにつくられてきた。インターネット，SNSの普及に伴い，これらは，従来のような対面の形だけではなく，オンラインのコミュニティとしても形成されるようになり，新たな広がりを見せている。

対面での集まりと同様に，オンラインのコミュニティにおけるコミュニケーションは，病の語りの共有，同じような経験をしている仲間とのつながり，ソーシャルサポート（必要な情報を提供する情報的サポート，共感し励ましてくれるなどの情緒的サポート）の授受，経験的な知識の共有など，重要な役割を果たしている[4, 5]。

オンラインのコミュニティの特徴として，物理的な距離や時間による障壁がなくなること，そのため身体的障害によって外出が難しかったり，稀な疾患で近くにグループが見つけにくかったりする場合でも，参加しやすいことが挙げられる。このため，一般的に，グループのサイズは対面よりも大きくなることが多い。また，匿名での参加も可能なこと，より広い範囲から多くの情報や視点を共有できることなども挙げられる。

一方で，コミュニケーションがメディアを通じて行われ，主に書記言語が中心となること，メンバー間に直接的な交流がなく，顔の見えない関係になりがちなことから，信頼関係の構築が難しいこと，無責任な情報や虚偽の情報が出回りやすいこと，ときに行きすぎた批判やハラスメントが起こり得ることが問題となることがある。

2.3. オンラインでの情報収集行動

インターネットの発達は，利用者が専門的な情報も含め，あらゆる情報にアクセスすることを容易にしてきた。気になる症状，近くの病院の場所や診察時間，病気の流行状況や予防法など，知りたいことは，まずはインターネットで調べる人も多い。かつては専門職でなければ手に入りにくかった情報を，手に入れようと思えば，患者・市民も読むことができるようになっている。これは，患者と医療者との情報の格差を縮め，患者が自分の病気や治療法について理解し，意思決定をしていく上で大きな役割を果たし，患者－医療者関係のあり方にも影響を及ぼしてきた[6]。

一方で，インターネットの利用状況やオンラインでの情報収集行動には，年齢，社会経済的地位等による差があることから，インターネットの利用の有無によって，さまざまな情報を入手できるかどうかが変わることにもなり，新たな情報格差を生んでいることも懸念される[7, 8]。患者や市民が治療や意思決定に主体的に参加することを求められる時代において，情報は適切な意思決定，判断に不可欠であり，こうした情報の格差は健康の格差につながりかねない。また，必ずしも質の保証されていない大量の情報が出回る中で，第4章で学んだヘルスリテラシーに表されるように，信頼できる情報，自分にとって必要な情報を探し，理解して活用していくことができるかどうかが，その人の健康を維持，改善していく上でますます大きな意味をもつと考えられる。

2.4. オンラインでの教育介入

インターネットやデジタルゲームを利用した患者教育や健康教育，ソーシャルメディアを利用したヘルスキャンペーンなども多く行われ，その効果が示されてきている[9]。とりわけ，テレビや新聞など従来のマスメディアよりも，インターネットを日常的に情報源として利用し，ソーシャルメディアの利用率も高い若年層を対象とする場合に，より有効となる可能性がある。

ターゲットとする対象者に合わせたテイラーメイドの情報や介入を，比較的低コストで提供しやすいことも特徴であり，ソーシャル・マーケティングにおいても活用が進んでいる（第7章参照）。

3. オンラインの健康医療情報に関する課題

3.1. 健康医療情報の質

　インターネットは，誰もが不特定多数の人に向けて，自由に情報や考えを発信することを容易にした。一方で，そこには誤った情報，古い情報，嘘やデマなどを含むさまざまな情報が混在することになり，どの情報を信用し，利用するかは，受け手である利用者の判断に委ねられている。

　これは，健康や医療に関する情報についても同じである。これまで，健康や医療に関する情報は，保健医療専門職を介して，患者や市民に伝えられることが多かった。しかし，インターネットの普及によって，誰でも自由に情報を発信したり，専門的な情報を利用したりすることが簡単にできるようになってきた。その結果，ダイエットの方法やがんの治療など，誤った情報を信じて健康被害を招いてしまう問題も起きている。

　このような事態を受けて，日本インターネット医療協議会（JIMA）は，インターネット上の健康や医療に関する情報を利用する際の注意点をまとめている（表 10 − 1）。これは，インターネット上の医療情報の利用を想定してつくられているが，それ以外のメディアによる情報を利用する場合についても多くが当てはまるだろう。

3.2. 保健医療専門職としての情報発信

　医療者や学生が，病院内や手術室内で撮影した写真や，講義や実習で見た臓器標本の写真をソーシャルメディアに投稿して注意を受けるなど，近年，保健医療専門職として，インターネットによる情報の発信には気をつけなければならない事例が出てきている。このような状況に対して，欧米では医療者のためのインターネットやソーシャルメディアのガイドライン等が作成されてきた。

表 10 − 1　インターネット上の医療情報の利用の手引き

どんな情報を利用するか … 質の高い情報を利用する １）情報提供の主体が明確なサイトの情報を利用する ２）営利性のない情報を利用する ３）客観的な裏付けがある科学的な情報を利用する ４）公共の医療機関，公的研究機関により提供される医療情報を主に利用する ５）常に新しい情報を利用する ６）複数の情報源を比較検討する **どう利用するか … 情報利用は自己責任で** ７）情報の利用は自己責任が原則 ８）疑問があれば，専門家のアドバイスを求める **情報利用の結果は自ら検証する気持ちで，よりよい情報共有を** ９）情報利用の結果を冷静に評価する 10）トラブルに遭ったときは，専門家に相談する

3.2.1.オンラインにおけるプロフェッショナリズム

例えば，米国では，米国内科学会（American College of Physicians）と米国医事審議会連合（Federation of State Medical Boards）が，オンラインにおける医師のプロフェッショナリズムに関する声明を出している。ここでは，想定される活動内容別に，その利点，問題点，推奨される安全対策をまとめている[10]。

①メールなどによる患者とのコミュニケーション

連絡がしやすくなり，緊急ではないことについての相談にはよい面もあるが，守秘義務の問題，対面でのやりとりの代替にならないこと，オンラインでのやりとりが曖昧さや誤解を生む可能性もある。オンラインでのコミュニケーションは，どのような場合に適しているのかに関するガイドラインの作成，対面でのフォローアップのための利用に限ることが推奨されている。

②患者に関する情報を集めるためのソーシャルメディアの利用

患者がソーシャルメディアに発信している情報から，リスクのある，不健康な行動を観察し，緊急時には介入することができる。しかし，患者の投稿が正確ではないかもしれないことや，患者との信頼関係が失われる可能性もあり，慎重な利用が必要である。

③オンラインの教材や関連情報を患者と一緒に利用

患者のエンパワーメントのために有効である一方，正確ではない情報や誤解を生む情報も多いことから，情報を吟味し，信頼できるサイトを患者に紹介する必要がある。

④ブログやマイクロブログへの投稿，コメント

ブログやツイッターなどのマイクロブログへの投稿は，第11章にもあるようにアドボカシー（権利擁護や政策提言のための活動）のために，保健医療専門職として発信することの意義がある反面，感情的，ネガティブな発言によって，患者や同僚を傷つける可能性もある。投稿する前には，一呼吸おき，専門職としての発言なのか個人的な発言なのかを明確にすることが必要である。

⑤ソーシャルメディアへの医師本人の個人的な情報の投稿

コミュニケーションやネットワークづくりにつながる一方，個人と専門職との境界が曖昧になることが指摘されている。個人と専門職としての立場を区別し，オンラインで公開可能な情報かを精査する必要がある。

⑥患者のケアについて同僚とコミュニケーションをとる手段としての利用

同僚とのやりとりが容易になる半面，守秘義務，ネットワークのセキュリティの問題がある。メッセージ送信や情報共有の安全性を確保できる技術を活用すること，保護された情報へのリモートアクセスやモバイル端末によるアクセスに関する各施設の方針に従うことが重要である。

3.2.2.ソーシャルメディアに関する注意

また，特にソーシャルメディアの利用については，国際看護師協会（International Council of Nurses：ICN）が声明を出し，一般市民および看護師によるソーシャルメディ

アの利用は，両者に利益がある一方，リスクもあることを指摘している。ここでは，看護師を対象に書かれているが，いずれも他の保健医療専門職にも共通すると考えられる。以下で主要な注意点を見てみよう。

①学習，臨床，教育においてソーシャルメディアを利用することの利点をリスクも合わせて学ぶこと。

②ソーシャルメディアを利用する際には，法律，施設や組織の定める基準，行動規範などを遵守すること。

③ソーシャルメディアを通じて健康に関する情報やサービスを提供する際には，そのための能力を身につけた上で，規則や業務範囲内で実践すること。

④オンライン上の情報の質と信頼性に留意し，その情報が患者の健康に与える影響を認識すること。

⑤健康に関連したソーシャルメディアの利用の利点とリスクについて，患者への教育を行うこと。

⑥ソーシャルメディアの私的な利用と専門職としての利用を区別し，勤務中の私的な利用を慎むこと。

⑦患者のプライバシーと守秘義務を守り，オンライン上で職場に関する問題を議論したり，患者や家族に関わる情報を投稿したりしないこと。

⑧患者とのやりとりを記録・保管する場合には正式な許可を求め，訴訟などの際のそれら資料の利用に関する法的立場を意識すること。

⑨看護師-患者関係の境界を尊重し，患者と私的なソーシャルメディア上でつながりをもったり，「友達」として承認したりしないこと。

⑩雇用主，教育機関，同僚，患者に対する中傷的または攻撃的なコメントを投稿しないこと。投稿された情報から，匿名の個人を特定できる場合があることを認識すること。

⑪プライバシーや守秘義務の違反を見つけたときは報告すること。

⑫個人情報へのアクセス管理を維持するために，プライバシー設定に留意し，活用すること。

⑬情報をオンライン上に投稿する際の著作権の制限と著作権侵害のリスクについて留意すること。

⑭ソーシャルメディアを通じた伝達の速度，再投稿やリツイートが即座に行われる可能性に留意し，何を伝えようとしているかを十分に考えてから投稿すること。

⑮オンライン上に投稿されたものは，たとえ削除されてもすべて公開かつ永久的なものであり，仮名を使っても匿名性の確保にはならないことを認識すること。

⑯仕事に関係のないものでも，コンテンツを投稿するときに伝わるイメージを認識し，看護の肯定的なイメージの強化に協力すること。

ここで注意すべきこととして示されているのは，何もインターネット上に限った話

ではなく，対面でのコミュニケーションなど他の場面や手段にも共通することも多い。どのような場でも，医療者への信頼を低下させるような情報は公開すべきでないことを前提として，ソーシャルメディアを通じた情報発信やコミュニケーションについても，専門職として責任ある利用をしていくことが求められる。

4. まとめ

インターネットの急速な発達は，保健医療におけるコミュニケーションに大きな影響を与えてきた。その発達と変化は続いており，今後も新たな形式でのコミュニケーションや情報のやりとりが広がっていく可能性がある。どのような場面や目的で，オンラインでのコミュニケーションが有効であるのかを考え，その特徴を生かして活用するとともに，対面を含む他の形でのコミュニケーションとも合わせて用いていくことが重要である。

また，誰もが発信者になれるオンラインでのコミュニケーションにおいては，個人としての立場，保健医療専門職としての立場，医療機関の職員としての立場など，どのような立場で発信し，意見を述べているのかを区別するとともに，それらは切り離せないものであることも認識し，専門職として責任ある利用をしていくことが一層求められる。

🚩 **課 題**

❶ 公的機関や医療機関によるソーシャルメディアの活用事例を見てみよう。どのようなことを発信しているだろうか。

❷ インターネット上での健康や医療に関する情報を探し，本章で学んだことに基づき，その質を評価してみよう。

❸ 保健医療専門職としてソーシャルメディアなどで情報を発信する上で，どのようなことに注意すべきか考えてみよう。

引用文献

1. 総務省．情報通信白書．2018.
2. Moorhead SA, Hazlett DE, Harrison L, Carroll JK, Irwin A, Hoving C. A new dimension of health care: systematic review of the uses, benefits, and limitations of social media for health communication. J Med Internet Res. 2013; 15(4): e85.
3. Tuckson RV, Edmunds M, Hodgkins ML. Telehealth. N Engl J Med. 2017; 377(16): 1585-92.
4. Allen C, Vassilev I, Kennedy A, Rogers A. Long-Term Condition Self-Management Support in Online Communities: A Meta-Synthesis of Qualitative Papers. J Med Internet Res. 2016; 18(3): e61.
5. Kingod N, Cleal B, Wahlberg A, Husted GR. Online Peer-to-Peer Communities in the Daily Lives of People

With Chronic Illness: A Qualitative Systematic Review. Qualitative health research. 2017; 27(1): 89-99.

6. Tan SS, Goonawardene N. Internet Health Information Seeking and the Patient-Physician Relationship: A Systematic Review. J Med Internet Res. 2017; 19(1): e9.

7. Feng Y, Xie W. Digital divide 2.0: the role of social networking sites in seeking health information online from a longitudinal perspective. J Health Commun. 2015; 20(1): 60-8.

8. Wong C, Harrison C, Britt H, Henderson J. Patient use of the internet for health information. Aust Fam Physician. 2014; 43(12): 875-7.

9. Rogers MA, Lemmen K, Kramer R, Mann J, Chopra V. Internet-Delivered Health Interventions That Work: Systematic Review of Meta-Analyses and Evaluation of Website Availability. J Med Internet Res. 2017; 19(3): e90.

10. Farnan JM, Sulmasy LS, Chaudhry H. Online medical professionalism. Ann Intern Med. 2013; 159(2): 158-9.

参考文献（さらに学びたい人のために）

1. 戸ヶ里泰典, 中山和弘. 市民のための健康情報学入門 : 放送大学教育振興会 ; 2013.

2. 藤本徹. シリアスゲーム : 教育・社会に役立つデジタルゲーム : 東京電機大学出版局 ; 2007.

3. Rice RE, Katz JE. The Internet and Health Communication: Experiences and Expectations. California: SAGE Publications; 2000.

🔲 コラム　インターネットとがん情報

　今や何らかの情報を調べるときに欠かせないのが，インターネット上での情報検索である。がんなどの疾患や健康に関する情報を探すときにも，多くの人が検索する。現在，がんに関する情報で，おそらく国内でもっとも見られているサイト「がん情報サービス」へのアクセス数は（通常 1 日平均 20 万人），芸能人などの著名人のがんの公表など，ネット上を駆け巡るニュースや話題とともに跳ね上がる。話題になっているがんはどのような病気か，またその情報をきっかけに，普段は気にしていない症状が気になり，健康や病気の情報を探す機会となる。そして探した情報をもとに，必要に応じて，薬やサプリメントを試す，病院や相談窓口を利用するといった次のアクションに進む場合もある。

　このように健康や医療に関する情報は，単なる情報としてだけでなく，健康状態が気になったとき，またそれをよくするために医療にかかるなど何らかのアクションにつながるためにも必要なものであり，"どう探し，判断するか"が，とても重要になる。特に，自分や家族などの大切な誰かが深刻な病気の場合や治療の選択が必要な場合には，その重要性の度合いはさらに高まる。情報に振り回されないようにするためには，自分の状態や状況をまず知ることが大切である。そして，自分の状態や状況と照らし合わせた上で，その情報を活用することが必要となる。

　「がん情報サービス」では，がん情報を探すときのポイントとして，「インターネットを活用する」ことに加えて，「今，必要な情報は何か，考える」「がん相談支援センターを利用する」「信頼できる情報か，考える」「行動する前に，周囲の意見を聞く」の 5 つを挙げている。情報を活用するためには，活用する側の私（主体）が"何のために，どう活用したいのか"を整理しておくこと，そして，情報に振り回されないために，冷静に，複数情報と比較して，客観的に"その情報を判断する"ことが必要である。複数情報との比較や判断のためには，インターネットの情報だけでなく，行動する前には，担当医や周囲の人に意見を求めることや，がん相談支援センターといった中立的な立場で，一緒に自分の状況と今ある情報の整理を手伝ってくれる場の利用といったように現実に照らして，一緒に情報の判断をしてくれる

人の存在をうまく活用することが大切であり，推奨している。

　2017年に健康情報のポータルサイトで誤った健康に関する情報により健康被害が生じたことが話題となり，GoogleやYahooなどの検索サイトの検索アルゴリズムが変更され，検索結果が表示されるサイトが大きく変化した。検索結果の表示が変わったことで，実際に健康被害が減ったのかといった検証は非常に難しいが，検索結果ではどのような情報が上位に出やすいか，どう表示されているかを知っておくことも正しい情報にたどり着くための判断の指標となるだろう。しかし，医療が進歩する中で生まれる新しい治療や薬剤など，これまで以上に医療情報は複雑になってくる。インターネットの情報をうまく活用しつつも，それだけに頼らない現実の相談場所や相談できる人との関わり合いを，情報を利用する側も提供する側もこれまで以上に意識して構築していくことが求められていると言える。

国立がん研究センター がん対策情報センター がん情報提供部 部長　高山智子

第11章

社会変革とアドボカシーの
コミュニケーション

　病気や健康には，個人の身体的，心理的な要因だけでなく，その個人が生活する社会における保健医療政策や制度，社会的な規範なども大きな影響をもっている。人々や社会の健康を維持向上させていくためには，このような社会的環境に働きかけていくことも必要となる。本章では，政策や社会を変えていくためのヘルスコミュニケーションについて考える。

📖 **本章で学ぶこと**

・アドボカシーとは何か，その必要性を理解する。
・健康のためのアドボカシーにおける保健医療専門職の役割について考える。
・アドボカシー実践のための具体的な方略を学ぶ。

💡 **本章のキーワード**

　アドボカシー，権利擁護，患者アドボケイト，コミュニティ・オーガナイジング，コミュニティ・エンパワメント，政策提言

1. 健康のためのアドボカシー

　世界保健機関（WHO）によれば，アドボカシーとは，「個人的，社会的アクション
を組み合わせたものであり，特定の健康事業や健康目的のため政治的コミットメント，
政治的支援，社会からの受容，制度的支援を勝ち取ること」と定義される[1]。多くの人々
から支持され，政治家・行政官からの支援も得て，事業の実現を目指す諸活動と言える。

　1986年に出されたオタワ憲章では，ヘルスプロモーション実現のための3つの基本
戦略として，①唱道（Advocacy），②能力付与（Enabling），③調停（Mediating）を挙げ
ている。ここでは，アドボカシーについて「健康とは，社会的，経済的，個人的な発展
のための主要な資源であり，生活の質の重要な側面である。政治的，経済的，社会的，
文化的，環境的，行動的，生物的要因は，健康を良くもするし，害することもある。ヘ
ルスプロモーション活動は，健康のためのアドボカシーを通じて，これらの条件を好ま
しいものにしていくことを目指している」と述べている。アドボカシーは，改善したい
問題についてより広く知ってもらい，個人および集団の健康を増進させたり，質の高い
保健医療サービスへのアクセスを向上させたりしていくための戦略の1つである。

　アドボカシーは，多くの場合，マスメディアやマルチメディア，政治的ロビー活動，
地域の結集などを通じたさまざまなコミュニケーションによって行われる。施設内で行
われることもあれば，公衆衛生協会，患者団体，民間部門，非政府組織（NGO）など
を通じて行われることもある。保健医療専門職は，社会のさまざまな場で，健康に関す
るアドボカシーを実践する大きな責任を負っており，そのためのスキルを身につけ，成
長していくことが求められている[2]。

1.1. 権利擁護としてのアドボカシー

　保健福祉領域において，アドボカシーは，1990年代以降，ノーマライゼーションの
思潮とともに，社会的弱者の権利擁護を意味する語として広まってきた。ここでは，自
己権利を主張することが困難な弱者の味方となって，その権利や利益を「守る」「擁護
する」ための活動を主に意味し，そのような活動をする人をアドボケイト（advocate）「権
利の擁護者」と呼んだ。そこから次第に，単に弱者を守るだけでなく，広く社会に訴え，
有権者の協力・支援を得て，公共福祉政策の意思決定過程に影響を与え，提案し変革し
ていく社会活動の1つとして捉えられるようになっていった。

　医療場面においても，「患者アドボカシー」「患者アドボケイト」という言葉が少し
ずつ使われるようになってきた。第2章の患者−医療者関係でも学んだように，患者
は病を得たことで，身体的にも精神的にも社会的にも弱い立場に置かれやすい。そのた
め，医療者や医療機関に対して不満や不信感を抱くことがあっても，それを直接表明で
きないことがある。ここでの患者アドボケイトとは，患者の立場に立って，患者と医療
者や医療機関とを結ぶ調整役，パイプ役とも言える存在であり，患者の希望や不満，疑
問などを，病院や医療者側に伝える役割をもつ。

この文脈でのアドボカシーは，とりわけ看護の領域で注目され，患者アドボケイトとしての看護師の専門的役割がしばしば言及されてきた[3]。一方で，医療現場で，看護師個人が患者の権利をアドボケイトすることの困難さもしばしば報告されており，チームとしてのアプローチ，制度化や教育の必要性も指摘されている。

　米国では，公民権運動に象徴される1960年代の人権意識の高まりを背景に，このような患者アドボケイトの制度を置く病院が次第に増えてきた。医療機関の評価においても，そのような専任スタッフ（患者アドボケイト）が存在するかどうかが重要な基準になっている。近年，日本でも多くの病院が「患者相談窓口」のように，患者からの相談や苦情などに対応するための部署やスタッフを置くようになってきた。日本医療機能評価機構による病院機能評価においても，患者が相談しやすいように，相談窓口や担当者などが明確にされていること，必要な経験や知識を有する職員が配置されるなど，相談支援体制が確立していることなどが評価の項目として挙げられている。

　本来，患者と医療者は対立する立場にあるわけではなく，医療者はすべて「患者アドボケイト」であるべきとも考えられる。しかし，異なる視点をもつ患者と医療者の間で，何が最善であるかの判断が異なったり，気づいていない問題や期待があったりする可能性もある。そのような場合に，患者の不満や疑問を拾い上げ，患者のニーズに応える医療を提供していくためにも，医療機関内におけるこのような患者アドボカシーのシステムは重要であり，患者中心の医療の推進にも大きな役割を果たしてきた。

1.2. 政策提言としてのアドボカシー

　公衆衛生の領域においては，上記の特定の弱者の権利擁護という意味でのアドボカシーを包含しつつ，その当事者の代弁やエンパワーメントに留めるのではなく，対外的に働きかけ，政策形成や社会づくりへと結びつける諸活動としてアドボカシーが位置づけられていった。この意味で，アドボカシーは「政策提言」と言い換えられ，より政治的な意味合いが強くなっている。働きかける対象も幅広く，公共政策の決定に影響力をもつ政府から，企業やNPO，一般の人々を含む社会までさまざまである。ここでのアドボカシーは，それらに対して具体的な政策目標の実現や，世論や人々の意識や行動に影響を与えることを目的として，さまざまな働きかけを行う活動を指す。

　公衆衛生分野には，たばこ規制，予防接種率の向上のように，うまく仕組まれたアドボカシーが健康改善につながる政策や制度の実現に貢献してきた多くの実例がある。アドボカシー活動が実際の保健医療政策に影響を与えることに成功するためには，一般的に次のようなことが必要であると指摘されている[4]。

・献身的で根気強く政治的にも熱心なリーダーシップ
・包括的かつ十分に調整された連携の構築
・アドボカシー目標達成のためにもっとも重要な手段についての合意
・合意された最優先行動へのコミットメント
・包括的な行動（例：政策変更，環境支援，財政経済的対策，公衆教育の組み合せ）

へのコミットメント
・大胆かつ長期的な実施に向けたコミットメント
・粘り強さ（アドボカシー運動は長期的な目標達成のために，多様なレベルにおける
　多彩なアプローチがしばしば必要）

　本章の以下の項では，このようなアドボカシーを行うための具体的なプロセスや方
略を見ていく。

2.　アドボカシーのための準備

　シルトン（Shilton, T.）は，効果的なアドボカシー実践のための6つのアクションを
含むモデルを示している[4]（図11－1）。科学的根拠に基づき，具体的なプログラム，
政策，環境の変化を生み出すためには，それぞれのアクションが必要不可欠である。

2.1.　エビデンス

　エビデンス（科学的根拠）は強力な資源だが，政策に影響を与えるためには，それ
を分かりやすく翻訳し，結集し，普及させ，実行に移していく必要がある。例えば，エ
ビデンスを要約して推奨をまとめたガイドライン，概況報告書（ファクトシート），エ
ビデンスをまとめたウェブサイトなどはアドボカシーを行っていく上で役に立つ。これ
によって，その健康課題を緊急に対応すべき課題として，政治的，公的な議論の俎上に
乗せていくことができる。

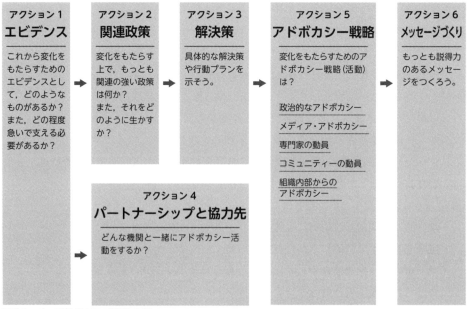

図11－1　アドボカシー実践モデル

ファクトシート作成上の注意 [5]

○その問題について 1，2 文で要約する。
○最新のデータや根拠となる統計を用いる。
○だますような統計や誤解を生むグラフを使わない。
○簡潔にし，受け手に合わせてつくる。
○その地域に合わせて書きつつ，地域のデータを県や全国のデータと比較する。
○連絡先の担当者氏名，住所，電話番号などを含める。
○形式
　・見出しをつける。
　・1 枚以内に収める（表裏）。
　・専門的な図表を使う（棒グラフ，折れ線グラフ，円グラフなど）

2.2. 関連政策

　その健康課題の緊急性を示すことができたら，次に，関連する政策を特定する。これは必ずしも保健医療分野の政策に限らず，農業，金融，貿易，教育などさまざまな政策にまたがっていることも多い。また，国，地方，地域などさまざまなレベルで関連する政策や法律を考える。

2.3. 解決策

　「ではそのために具体的に何をしたらよいのか」という政治家の問いに答えられるような，具体的な解決策や行動プランを，できる限り先行の介入研究によって示された効果などのエビデンスに基づいて示す。大きな変化をもたらすためには，目指す活動について関係者間で合意が形成される必要がある。

2.4. パートナーシップと協力先

　どの機関と一緒にアドボカシー活動を行うか考える。パートナーシップは，資金や人材を共有し，さまざまな分野の知識を集約して生かすために極めて重要である。これによって，アドボカシーの手段が増え，幅広い視点から問題解決策を検討することができる。

2.5. アドボカシー戦略

　ここまでに特定したエビデンスなどに基づき，アドボカシーのアイディアと戦略を考える。アドボカシー活動は，政治，メディア，専門家の動員，コミュニティの動員，組織内部など，さまざまな領域を組み合わせて行われる。具体的な戦略について次節で述べる。

2.6. メッセージづくり

　エビデンスを正しく解釈した上で，アドボカシーに用いる説得力あるメッセージをつくる。エビデンスはアドボカシー活動の肝だが，それをどのように伝えるかというコミュニケーションも非常に重要となる。

3. アドボカシーの戦略

このようなアドボカシーを実践していく上での具体的な方略として，保健医療専門職に向けたアドボカシー実践のための冊子が，海外ではいくつか発行されている[6,7]。主な方略として，政府や政治家への働きかけ，メディアへの働きかけ，インターネットを利用した働きかけ，専門家・患者・市民団体や地域などさまざまなコミュニティの動員などが挙げられる。

3.1. 政府と政治家に働きかける

政府や政治家に働きかける場合には，その課題と提案したい解決策について，政府のどのレベルが担当し，決定権をもっているのか特定する。また，政府の各レベルで，政策，法律立案のプロセスが異なることに注意する。保健医療，公衆衛生の課題は，多領域にまたがることも多いため，関連するすべての領域の担当者にその活動がいかに重要であり，健康に影響するかを示す必要がある。

3.1.1. 政治家への手紙

政策立案に携わる議員など政治家個人に宛てて直接手紙を書くことは，有効な手段の1つである。手紙を出す際には，まずどの政治家に宛てて，誰の名前で出すかを考える。その政治家自身が関心をもっている話題や，選挙区内の知り合いの有権者からの手紙の場合，より効果的であることが多い。

手紙を書く際に気をつけたいポイントがいくつかある[5~7]。

手紙を書く際の注意点

○手紙は長くならないように，1ページ以内に収める。
○1つの手紙では1つの話題に焦点を絞る。短い手紙を3つ書く方が，長い手紙を1つ書くより効果的である。
○初めの段落で，手紙のトピックを述べる。
　（例：「～に関する意見／懸念／遺憾をお伝えするためにお手紙しております」）
○正確で信頼できる事実を書く。
○反対の議論や論拠についても認識していることを示す。
○一般論ではなく個人化された手紙の方が，説得力や影響力をもつ。自分自身や家族，地域にとってその問題がどう影響しているのかを説明する。
○親しみを感じてもらうと手紙の効果も高まる。以前の選挙で投票した，会ったことがある，選挙キャンペーンで支援したなどのことがあれば書いておく。
○その問題について，その政治家や党の姿勢や考えが分からなかったら，推測ではなく，調べたり尋ねたりし，なぜ自分の考えを支援すべきかを説明する。
○その問題について具体的に何をしてほしいのかを書く。
　（「～についての予算を増加させていただきたい」「～について公約してほしい」など）
○不必要に攻撃的にならない。
○返信を待っていることを伝えて結ぶ。（「お返事お待ちしております」など）
○自分の連絡先を含める。

手紙を出した後，ある程度待って返信が得られなければ，もう一度手紙を書く。一方，依頼に対して前向きな返事をもらったり，その問題について支援が得られたりした場合にはお礼状を書くとよい。

3.1.2. 政治家との面談

特に大臣など中央の政治家と面会する時間をもらうことはなかなか難しいかもしれない。政治家との面会の機会が得られた際には，次のようなことに気をつける[5~7]。

政治家との面会の際の注意点

＜事前準備＞
○事前に，その政治家のホームページなどで，その問題に関連した政策綱領などの情報を調べておく。
○約束通りの時間に行く。辛抱強く待つ。あらかじめ言われた時間内で重要な点を明確に伝えられるよう準備する。

＜面会中＞
○自分や自分の組織，組織における自分の役割，面会を求めた理由などを含め，自己紹介をする。
○相手がその問題について詳しいことを前提にしない。詳細について分かりやすく簡潔に説明できるようにしておく。
○相手が知っていると分かっていない限り，専門用語や略語を使わないようにする。
○その政治家の選挙区においてその問題がどう影響しているのか，その地区に合わせて話をする。
○何をしてほしいのか明確に伝える。そのことが，その政治家や党にとって長期的，短期的にどんなメリットをもつかを伝える。可能なら，反対者を含む他の人たちに，その課題をどう売り込んだらよいかを伝える。
○質問に対してすぐに答えられなかったら，後で回答することを約束する。
○最後に，その政治家のために自分がどう役に立てるか尋ねる。
○時間をとってくれたことに対して感謝する。

＜事後のフォロー＞
○面会後，お礼のメッセージや，後で送ると面会中に約束した情報などがあれば送る。

3.2. メディアに働きかける

テレビ，新聞，ラジオなど各種のメディアに取り上げてもらうことは，その問題についての社会的な認知を高め，公的な議題に乗せていくためのよい方法である。これは，間接的に政治家に働きかけることにもつながる。

3.2.1. メディアリリース

各メディア組織にメディアリリースを送ることは，情報をメディアに効果的に伝え，ジャーナリストと良好な関係を築く機会にもなる。メディアリリースを書く際には，以下のようなことに気をつけたい[5,7]。

　最近では，多くの保健医療機関や研究所，大学などが，ウェブサイトに過去のメディ
アリリースの資料を掲載している。実例として見てみると，上記のポイントがどの程度
含まれているか，参考になるだろう。

3.2.2. インタビューに答える

　メディアの方から，専門家としてインタビューを求められることがある。大きく３
つの形式があり，その問題について電話でのコメントを求められる場合，前もってイン
タビューが録音・録画され，編集されてラジオやテレビ番組の中で使われる場合，生放
送のラジオやテレビのインタビューの場合がある。

　いずれにおいても，信頼感のある態度で，その問題に尽力している姿勢を示す必要
がある。また，その問題について単なる統計ではなく，一般の人々にとって重大な問題
であることがイメージできるように示すと効果的である。

　ニュース番組などでは，その話題が取り上げられる時間はごく短い。簡潔な文章で
話し，キーメッセージを冒頭と結びで繰り返すこと，具体的な例を用いて生き生きとし
たイメージをもたせること，熱意を込めて話すことなどは重要である。

3.3. インターネットを利用する

　その健康課題についての人々の関心や情報探索行動を把握するためのツールとして，
最近では Google Trends などが手軽に使われるようになっている。どの地域の人が，い
つ，どのようなキーワードで検索をしているのか，その経時的な変化や傾向を知ること
ができる。これと，マスメディア等による報道の時期や量と合わせて解釈することで，
その問題についての社会的な関心の状況を知るとともに，政治家などに示していく際の
材料にもなる。

　また，ウェブサイト，フェイスブックやツイッターなどのソーシャルメディアを利
用して，最新の信頼できる情報を提供し，その課題について一般の人々や政治家など意
思決定に関わる人々に知ってもらうことは，アドボカシーの有効な手段になっている。

インターネット，スマートフォンなどの普及とともに，今後ますます影響力をもつ可能性がある。

　ウェブサイトをつくることで，その課題についての情報を普及させるとともに，オンラインでの世論調査やブログなど双方向的な機能を使って人々からのコメントやアイディアを得ることもできる。また，世論調査によって，地域の賛同がどのくらい得られているかを評価したり，その問題についてどの政策や介入がもっとも合うかを検討したりもされている。このような情報は，次にメディアリリースや政治家への手紙を作成する際の根拠にもなる。

3.4. コミュニティを動かす

　コミュニティ（community）という語は，コミュニケーションと同じくラテン語のcommunis を語源としており，コミュニケーションを基礎として成り立っている概念であるともされる。その定義はさまざまであるが，「地域性」「共通の紐帯」「社会的相互作用」などが共通項として挙げられてきた。さらに，インターネットの普及により，オンラインのコミュニティが出現する中で，必ずしも地理的な共通性にとらわれない形にも拡大しており，安梅らは「コミュニティとは，目的，関心，価値，感情などを共有する社会的な空間に参加意識を持ち，主体的に相互作用を行っている場または集団である」としている [8]。

3.4.1. コミュニティ・オーガナイジング

　コミュニティが組織化されると，そのコミュニティが目指す目標の達成に向けて，必要な資源を動員し，戦略を開発していくことが可能になる。コミュニティ・オーガナイジング（community organizing）とは，「コミュニティの集団が共通の問題や変えたいことを同定し，資源を動員し，戦略を立てて実行して，集団の目標を達成できるようにしていくプロセス」とされる [9]。地域社会，市民や患者などの団体，専門家集団など，さまざまなコミュニティを動かしていくことは，社会を変えていくための重要な方略である。オタワ憲章においても，住民参加と地域活動の強化がうたわれており，ヘルスプロモーションの中心戦略として位置づけられてきた。

3.4.2. コミュニティ・エンパワメント

　コミュニティ・オーガナイジングの中心的な要素となるのが，コミュニティ・エンパワメントである。エンパワメントとは，「個人，組織，コミュニティの参加を促すことによって，個人やコミュニティの統御能力の向上，政治的な効力感，コミュニティにおける生活の質の向上，社会正義といった目標を達成するための社会的活動のプロセス」である [10]。

　個人レベルでみたエンパワメントとは，個人が意思決定したり，自分の生活をコントロールしたりする能力に関することであり，自己効力感や自尊心，個人的能力の発展を強調するものである。一方，コミュニティ・エンパワメントとは，個人や組織にとっ

て必要な協調的な努力に対して，コミュニティの社会的・政治的・経済的資源をより大きな社会から獲得するなどして整備し，またそれらを利用しやすくすることである[8]。コミュニティにおける問題認識や目標の共有，理解を深め，さまざまなレベルで協働，連携して結束を高めていくことは，コミュニティの効力感を高め，社会や環境を変えるための実際の行動につながっていく。

4. まとめ

　保健医療分野において，アドボカシーはまだ必ずしも十分に活用されていない戦略である。ある健康課題に関する対策や活動についてのエビデンスが蓄積されているにもかかわらず，社会的な理解，経済的支援，政治的な後押しが得られないような場合，アドボカシーが特に必要とされる。そのためには，保健医療に関する情報を政策決定者に，分かりやすく，正確に，関心を高めるように伝え，科学的な情報やデータをうまく使っていくことが重要である。アドボカシーの戦略は，誰に対して，どのようなメッセージを発信し，社会や政策を動かしていくか，というコミュニケーションのプロセスと密接に結びついている。保健医療専門職が関わり得るヘルスコミュニケーション上の大きな役割であり，健康や医療がさまざまな保健医療の制度や政策を含めた社会的，環境的要因と関連する現代社会において，今後重要性を増してくると考えられる。

 　課 題

❶ アドボカシーとは何か，自分の言葉で説明してみよう。

❷ 医療機関，大学などのホームページから過去のメディアリリースを探してみよう。また，実際にそれがどのように報道されたか，過去の新聞記事などから探してみよう。

❸ 健康，医療に関する最近の研究論文を 1 つ選び，研究チームのメンバーになったつもりでメディアリリースの原稿を書いてみよう。

❹ 最近話題になった健康，医療関連のトピックについて，Google Trends で検索して見てみよう。どのような特徴が分かるだろうか。

引用文献

　1. Nutbeam D. Health promotion glossary. Health Promotion International. 1998; 13（4）: 349-64.

　2. 神馬征峰. アドボカシー実践に必要な 2 つの成長. 日本健康教育学会誌. 2017; 25（2）: 107-11.

　3. 竹村節子. 看護におけるアドボカシー：文献レビュー. 人間看護学研究. 2006; 4: 1-11.

　4. Shilton T. 非感染性疾患予防に向けたアドボカシー——日本におけるキャパシティ・ビルディング. 日本健康教育学会誌. 2016; 24（2）: 102-17.

5. Brownson RC, Jones E, Parvanta C. Communicating for policy and advocacy. In: Parvanta C, Nelson DE, Parvanta SA, Harner RN, editors. Essentials of Public Health Communication: Jones & Bartlett Learning, LLC; 2010.

6. APHN Public Health Policy Workgroup. APHN Public Health Policy Advocacy Guide Book and Tool Kit: Association of Public Health Nurses; 2016.

7. Public Health Advocacy Institute of Western Australia. Public health advocacy toolkit, Third Edition. Perth: Curtin University; 2013.

8. 安梅勅江. コミュニティ・エンパワメントの技法：当事者主体の新しいシステムづくり：医歯薬出版；2005.

9. Minkler M. Community Organizing and Community Building for Health and Welfare: Rutgers University Press; 2012.

10. 一般社団法人日本健康教育学会. 健康行動理論による研究と実践. 東京：医学書院；2019.

参考文献（さらに学びたい人のために）

1. Brownson RC, Jones E, Parvanta C. Communicating for policy and advocacy. In: Parvanta C, Nelson DE, Parvanta SA, Harner RN. Essentials of Public Health Communication: Jones & Bartlett Learning, LLC; 2010.

2. Wallack L, Woodruff K, Dorfman L, Diaz I. News for a Change: An Advocate's Guide to Working with the Media: SAGE Publications; 1999.

3. 安梅勅江. コミュニティ・エンパワメントの技法：当事者主体の新しいシステムづくり：医歯薬出版；2005.

あとがき

　本書の執筆を終えてなお，次々と書き足りなかったこと，取り上げられなかったトピックが思い浮かび，書き直したい衝動に駆られるが，保健医療系の学部生や大学院生を対象とした授業の入門書的な教科書としても使えるようにという本書のコンセプトがどの程度実現できたか，フィードバックをお待ちしたいと思う。

　ヘルスコミュニケーションという言葉や学問領域は比較的新しいものであるが，そこで扱われている問題は，古くから私たちの日常生活にあるものである。また，それに対する研究や実践が拠って立つ理論や方法論は，古くからあるコミュニケーション学，社会学，心理学等から来ていることも多い。また，これまで保健医療社会学や健康教育学，ヘルスプロモーションといった分野で取り扱われてきたことと重なる部分もある。しかし，これまであちこちの領域に散っていた研究が，コミュニケーションプロセスそのものへの視点や関心を軸として集められるようになったことは，ヘルスコミュニケーションという学問分野が認識されてきたことの大きな意義でもある。

　日本においても，日本ヘルスコミュニケーション学会が設立されてから10年が経ち，少しずつ，確実にヘルスコミュニケーション学という学問領域が広まってきた。私自身は医療者ではなく，社会学者とも心理学者ともコミュニケーション学者とも言えない。自分の研究関心がどの領域に属するものなのかも分からなかったころから，大学，研究会，学会などを通じて知り合った多くの先生方から学ばせていただいたことが，本書のバックグラウンドになっている。中でも，学部の卒業論文から博士論文まで長きに渡りご指導いただいた，元東京大学大学院医学系研究科健康社会学分野の山崎喜比古先生，留学先の指導教員であり，いつも温かい関心と惜しみない助言をくださったJohns Hopkins大学のDebra Roter先生，留学相談から博士論文の調査，研究者としてのスタートを支援してくださった東京大学大学院医学系研究科保健社会行動学分野の橋本英樹先生と出会えたことは大きかった。あらためて心より感謝を申し上げたい。

　最後に，本書の出版にあたっては，大修館書店の笠倉典和氏に大変お世話になった。そのきっかけもまたヘルスコミュニケーションに関わる仕事を通じた出会いであり，本書を支えてくれた多くのつながりに謝意を表したい。

2019年12月
石川ひろの

さくいん

メモ

［著者紹介］

石川　ひろの（いしかわ　ひろの）
帝京大学大学院公衆衛生学研究科・帝京大学医療共通教育研究センター 教授
1998年東京大学医学部健康科学・看護学科卒業，同大学院医学系研究科健康
社会学分野およびJohns Hopkins University, School of Public Health博士課
程修了。博士（保健学）。
帝京大学医学部衛生学公衆衛生学講座講師，滋賀医科大学医療文化学講座行
動科学准教授，東京大学大学院医学系研究科医療コミュニケーション学分野
准教授を経て，2018年より現職。
ヘルスコミュニケーション学，健康行動科学，医療社会学，医療面接教育等
に関する研究・教育に携わっている。

ほ けん い りょうせんもんしょく
保健医療専門職のための

がくにゅうもん
ヘルスコミュニケーション学入門
ⓒ Hirono Ishikawa, 2020　　　　　　　　　　　NDC490／xii, 146p／26cm

初版第1刷──2020年2月1日
　第3刷──2024年3月1日

著者────────石川ひろの
　　　　　　　いしかわ
発行者───────鈴木一行
発行所───────株式会社 大修館書店
　　　　　　　〒113-8541 東京都文京区湯島2-1-1
　　　　　　　電話03-3868-2651（営業部）　03-3868-2297（編集部）
　　　　　　　振替00190-7-40504
　　　　　　　［出版情報］https://www.taishukan.co.jp

装丁者─────小口翔平 ＋ 大城ひかり（tobufune）
本文デザイン─CCK
印刷所─────広研印刷
製本所─────牧製本印刷

ISBN978-4-469-26882-9　Printed in Japan